QUIRODIAGNÓSTICO
E ANÁLISE PODAL

Javert de Menezes

QUIRODIAGNÓSTICO
E ANÁLISE PODAL

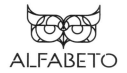

Publicado em 2021 pela Editora Alfabeto

Supervisão geral: Edmilson Duran
Capa e diagramação: Décio Lopes
Revisão e Preparação de textos: Luciana Papale

DADOS INTERNACIONAIS DE CATALOGAÇÃO NA PUBLICAÇÃO (CIP)

Menezes, Javert de

Quirodiagnóstico e Análise Podal / Javert de Menezes | São Paulo: Editora Alfabeto, 2021 | 1ª edição.

ISBN: 978-65-87905-06-8

1. Quirologia   2. Reflexologia (terapia)   I. Título

Todos os direitos sobre esta obra estão reservados ao autor, sendo proibida sua reprodução total ou parcial ou veiculação por qualquer meio, inclusive internet, sem autorização expressa por escrito.

CONTATO COM O AUTOR

E-mail: javertdemenezed@gmail.com | javertdemenezes@ig.com.br
WhatsApp: 11 99159-7783
Atendimento online: HTTPS://javertdemenezes.wixsite.com/meusite
Facebook: Javert Fernandes Menezes
YouTube: javertdemenezes

EDITORA ALFABETO
Rua Protocolo, 394 | CEP: 04254-030 | São Paulo/SP
Tel: (11) 2351-4168 | editorial@editoraalfabeto.com.br
Loja Virtual: www.editoraalfabeto.com.br

Dedicatória

Dedico esta obra a todas as pessoas sensatas e desatreladas de imposições, preconceitos e dogmas de qualquer espécie que, ao deparar-se com coisas que lhe são desconhecidas, abstém-se de prejulgamentos, seja para negar, seja para aceitar, e partem para estudá-las, para, assim, poder compreendê-las.

Um dia a tristeza vai embora, aprendemos a sorrir novamente, fazemos novas amizades, e vemos que todo aquele sofrimento do passado, não valeu tanto à pena. (Ayrton Senna)

Nunca permita que o sofrimento lhe roube a paz, a alegria e a presença de Deus na sua vida...

Agradecimento

Agradeço a Deus, que me iluminou e me deu vida, energia, inteligência e ousadia.

Às pessoas que me dedicam afetos, como meu irmão, Dr. Rubens Jr., minhas filhas Ananda e HannaH, minha querida neta, Marina e meus familiares, amigos, clientes e alunos.

Gratidão a todos aqueles que vão usar as técnicas aqui ensinadas, a você que está lendo estas palavras e a todos que me auxiliaram nesta tarefa, apoiando-me e acreditando no meu trabalho.

Tenho como dever agradecer a todos que dedicaram seu tempo para aumentar seus conhecimentos sobre a verdade do que está sendo a Quirologia neste século e o quanto ainda tem para se desenvolver como uma nova e audaciosa pesquisa e sua aplicação no campo das ciências e na vida dos seres humanos.

Sumário

Prefácio..11

Apresentação...15

Introdução...17

1. Técnicas e regras da Diagnose 21
2. Nomenclaturas..23
3. A Importância das Mãos 31
4. As Unhas 45
5. A Quirodiagnose das Enfermidades................................59
6. Análise geral das mãos 113
7. Criando linhas com a Cromoquirologia 143
8. A Importância dos Pés...153
9. Reflexologia Podal 175

   Bibliografia..191

Prefácio

Há alguns anos o meu amigo, Javert de Menezes, confidenciou-me o desejo que tinha de se tornar escritor de livros, com base em suas pesquisas. Ele então me convidou para redigir um prefácio de uma de suas futuras obras. Recordo-me de ter esboçado um sorriso tímido, mas concordando e demonstrando satisfação pelo convite. Naquele momento, aquilo me pareceu um projeto distante. Eu não pensei muito sobre a responsabilidade que acabara de assumir. Contudo, pela determinação que o Javert sempre demonstrou, eu tinha a certeza de que esse dia chegaria. E esse dia chegou; "a promessa se cumpre".

Para redigir o livro *A Ciência da Quirologia – Uma Construção para a Medicina,* o autor pesquisou muito, durante 40 anos, tudo que havia sobre o assunto, utilizando, na prática, as técnicas transmitidas pela médica e psicóloga Charlotte Wolff. Para melhor compreender o conteúdo do atual livro, o autor sugere a leitura antecipada do primeiro volume. Eu reforço essa necessidade, visto que ele nos introduz nos fundamentos da Quirologia e na compreensão da Quirodiagnose – uma Propedêutica.

Quando reflito sobre as mãos humanas, objetos de estudo do autor, lembro-me de uma série de perspectivas sobre elas. As mãos servem para pegar e segurar objetos, para digitar, escrever, acariciar, coçar, acenar, concordar, ameaçar, acusar, pedir, suplicar, orar, aplaudir ou se comunicar. São as mãos que atuam nas colheitas, preparam os alimentos, tocam instrumentos e recebem a troca de alianças. Portanto, as mãos servem para realizar inúmeras ações em diferentes situações. São as impressões digitais humanas que ajudam a nos identificar como seres únicos. Como deu para perceber, as mãos são valiosíssimas, com inúmeras e importantes possibilidades, tratadas pelo autor em seu livro anterior e dando continuidade neste volume que você tem agora em *mãos*.

A partir dessas informações, podemos dizer que as mãos podem nos ajudar tanto no autoconhecimento como no diagnóstico médico. O autor desmistifica a popular adivinhação pela leitura das mãos, ou seja, a Quiromancia, e nos mostra que há muito a ser estudado e compreendido sobre a Quirologia (estudo científico sobre a leitura das mãos). Javert fundamenta suas afirmações a partir de longos anos de pesquisa e dedicação prática como Quirólogo e também cita importantes filósofos e outros estudiosos que utilizaram a Quirologia e o Quirodiagnóstico em seus estudos. Com isso, ele conclui que a Quirologia e a Quirodiagnose são arte e ciência, pois há traços e sinais em nossas mãos que podem ser identificados e interpretados a nosso favor nos campos da saúde física, mental e psicológica.

O livro é repleto de ilustrações, que são usadas como orientação, de modo a tornar a compreensão do texto mais simples e didática, encorajando os leitores a praticarem o conteúdo transmitido por meio de exercícios propostos.

Há algo importante mencionado pelo autor a ser observado: as linhas das mãos, sinais, formatos, textura e cor da pele, tanto da palma quanto do dorso das mãos, dos dedos e das unhas vão se modificando de acordo com o que estamos vivenciando ou predispostos a vivenciar. Essas mudanças trazem diferentes leituras e significados e podem diagnosticar enfermidades ou propensões a elas.

No capítulo A Quirodiagnose das Enfermidades, considerado uma parte fundamental do livro, Javert nos apresenta uma relação de enfermidades que podem ser manifestas ou predispostas, naturais ou herdadas, e esclarece que tais enfermidades são passíveis de Quirodiagnose (diagnose realizada pela análise das mãos e dos pés). Em ambos os casos, ele indica o encaminhamento para diagnóstico clínico, visando ao devido tratamento.

O autor não se aventura a tratar do tema sem embasamento teórico, ele discorre sobre o conteúdo que foi pesquisado e testado minuciosamente, não só por ele, mas também por outros estudiosos.

Aqui, concluo as minhas impressões e parabenizo o Javert pela conquista do lançamento dos dois volumes, que foram planejados durante vários anos, bem como pela coragem de expor seus pensamentos e conclusões de modo aberto e sem receios de críticas e ceticismos. E, como o autor menciona, fica aberto o espaço para novas descobertas e aperfeiçoamentos sobre as atuais práticas e conhecimentos da Quirologia e da Quirodiagnose.

Regiane da Silva, Psicóloga.
CRP – 06/27830

Apresentação

Apresento aos meus leitores e aos estudiosos do tema que trata da ciência da Quirologia, a Quirodiagnose, um novo aspecto sobre esta arte que tanto encanta os observadores. Para todos aqueles que querem mais informações com o intuito de aprimorar suas análises e desenvolverem seus estudos, aconselho a ler os dois volumes que tratam do assunto, *A Ciência da Quirologia – Uma Construção para a Medicina,* publicado anteriormente pela Editora Alfabeto, e este trabalho que agora você tem em mãos.

Venho recebendo muitos e-mails dos meus leitores, locais e estrangeiros, admirados por tudo o que descobrem a cada momento, por cada mudança ou acontecimentos refletidos em suas mãos e nas linhas que nela surgem, e até mesmo nas linhas que vão desaparecendo. Tudo isso deixa esses assíduos seguidores fascinados com as respostas encontradas e as correções feitas em seus dedos e linhas.

Com todas essas experiências, não só na teoria, mas também na prática, podemos verificar o quanto a Arte da Quirologia é rica em detalhes sobre nossas vidas, tanto no que já vivemos como também no que estamos vivendo, e o que o nosso livre-arbítrio nos dá para transmutar no futuro e alterar nosso potencial para um melhor viver.

Para isso, passarei a vocês novas técnicas que aprendi com a querida Dra. Charlotte Wolff que, enquanto viva, transmitiu-me muitos conhecimentos sobre o seu trabalho. Como pesquisadora que foi, Charlotte deixou muitos trabalhos realizados para mostrar ao mundo científico o valor desta Ciência chamada de *Quirologia*. Todo trabalho dessa importante cientista e pesquisadora foi realizado com primatas e pacientes psiquiátricos, que comprovam o perfil, o caráter, a personalidade que cada indivíduo traz em seu microcampo chamado de *mãos*.

Charlotte deixou-me o legado de divulgar a Quirologia para que as pessoas pudessem ver e respeitar essa arte tão menosprezada no século 18, dentro dos cabarés e das casas de jogos de azar, sendo que todo seu berço veio de fundo científico e foi utilizada pelos filósofos e sábio da Antiguidade.

Agora quero mostrar a importância e o grande valor desta Ciência, como foi na Antiguidade, com o intuito de fazê-la voltar a ser tão importante também no nosso século.

Lembro-me do médico Dr. Arnold Krumm-Heller, autor do livro *Tratado de Quirologia Médica*, que utilizou a Quirologia para orientar seus pacientes. Analisando as mãos de seus pacientes, Arnold foi classificando e identificando traços de doenças que se apresentavam como aspectos de alterações nas unhas, nas suas colorações e texturas, nas formas dos dedos e da pele das mãos, nas linhas e nos sinais que por ventura surgiram e o que estas características representavam nas afecções na vida de seus pacientes.

Com todas essas informações, somado à prática de 40 anos de análise de meus atendidos, mais as orientações dadas pela Dra. Charlotte, vejo-me hoje preparado para apresentar aos leitores e estudiosos, que buscam evolução na Arte da Quirologia, a Quirodiagnose, mostrando como podemos aplicá-la nas leituras, enriquecendo mais seus conhecimentos a respeito dessa ciência. Vamos então abrir a mente para receber mais orientações deixadas pelos grandes representantes dessa Arte.

Este livro está destinado a todos os estudantes que têm interesse em saber tudo pelas mãos, já que, verdadeiramente, a mãos falam por elas mesmas.

Introdução

Há muitos estudos envolvendo a Quirodiagnose como propedêutica, uma diagnose das enfermidades. No entanto, precisamos primeiro falar sobre a diferença entre a Quirologia como ciência e a Quiromancia, que trata das ciências ocultas.

Para facilitar, aqueles que pretendem iniciar na ciência da leitura das mãos podem ter uma boa base no livro *A Ciência da Quirologia – Uma Construção para a Medicina*. Os segredos psicológicos das pessoas, que estão tão estritamente ligados com as vicissitudes somáticas, é amplamente estudado na obra citada.

Aqui, abordaremos especialmente o diagnóstico das enfermidades mediante o exame das características das unhas, dos dedos, da epiderme e das linhas das mãos. E falaremos também da análise podal, que é um grande agregador da saúde e do bem-estar das pessoas.

Este sistema de diagnose pode prevenir enfermidades de imediato, pois nos traz respostas eminentemente práticas. Um sistema que tem sido muito difundido e especialmente utilizado nos países do norte europeu com o nome de *Quirodiagnose, uma propedêutica das enfermidades*.

Um exemplo a ser considerado é percebido por imagens realizadas por mim no ano de 2020, durante a crise estabelecida pelo Covid 19, onde a imagem analisada na Quirodiagnose nos mostra a real validação desta ciência na prática.

No livro anterior, exibi imagens das minhas mãos datadas de 1983 a 2017, onde reportei a leitura realizada pela Dra. Karla M.S, que identificou um possível acidente por volta dos meus 40 anos, fato que realmente aconteceu em minha vida. Mostrei outras imagens a ela, do processo de minha recuperação, e as mudanças apontadas provocou uma reviravolta em minha vida. Como quirólogo, sempre realizo a tiragem de borrões de minhas mãos três vezes ao ano.

No início da pandemia identifiquei traços que me chamaram muito a atenção. Cruzes que antes eram bem acentuadas foram mudando para o formato de asteriscos, isso na mão esquerda. Na mão direita, elas evoluíram para asteriscos que se abriram, o que significa que sairemos vitoriosos de uma determinada situação.

Observe a imagem do dia 07/02/2020, mão esquerda. Nela encontramos traços revelando estado febril, garganta e nariz comprometidos, baixa no sistema imunológico e problemas nos pulmões, parte dos brônquios e dentição.

Na mão direita isso também se repetia, porém com abertura dos asteriscos e mudanças nas cruzes, significando recuperação da saúde, após passar por quadro doentio.

Mesmo seguindo todos os protocolos da pandemia do coronavírus, como distanciamento, higienização pessoal, uso de máscara e álcool gel, etc., no dia 25.09.2020 amanheci com febre alta, falta de ar, dor no peito, garganta raspando e nariz entupido. Fui até a UBS de Rudge Ramos e o médico que me examinou recolheu-me para a enfermaria dos contaminados pelo Covid-19, onde recebi 2 litros de oxigênio. Fizeram, também, um raio X do tórax, o que revelou traços de pneumonia. Meus exames de sangue indicaram infecção viral a esclarecer. Da UBS fui transferido para o Hospital Anchieta, em São Bernardo do Campo, para a enfermaria dos contaminados com o coronavírus, onde, de imediato, iniciaram um exame de tomografia do tórax e mais uma batelada de exame de sangue; minhas veias não aguentavam mais e se rompiam, novo acesso se buscava, foram momentos difíceis. Fizeram o famoso exame do cotonete (Swab) 3 vezes, o oxigênio fora retirado aos poucos, até que consegui respirar sem ajuda.

Estou relatando tudo isso para reafirmar o que foi confirmado pelas minhas mãos na leitura do dia 07/02/2020, que havia mostrado que eu passaria por uma enfermidade grave. No dia 01/10/2020 recebi alta do Hospital Anchieta com a orientação de ficar em casa por mais alguns dias, evitando contato com outras pessoas e realizando exercícios respiratórios. Agora era hora de seguir os protocolos médicos e passar pelas consultas agendadas.

Obs.: agradeço a todos os profissionais que estiveram ali ao meu lado, torcendo e cuidando de mim, dia e noite. Foram atendentes de todos os níveis, enfermeiros, médicos e colegas de quarto também.

Vamos observar a evolução das fotos.

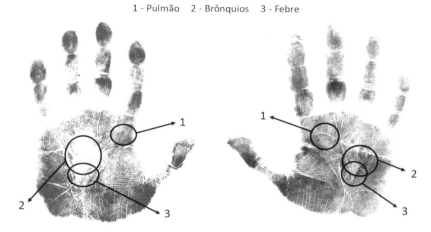

Leitura em 07/02/2020 – Possibilidade de manifestação de doenças.

Observem nas figuras abaixo como ficou o centro das palmas das mãos indicando a Pneumonia Coronavírus na E, e a D com a Covid 19.

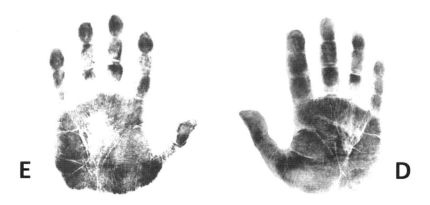

Data de internação 25/09/2020 – Covid 19
Hospital Anchieta – Tratamento de Covid 19

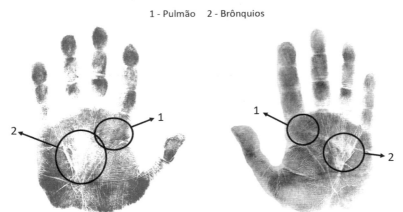

Mão esquerda com confirmação na mão direita com alta e Sindrome Pós-Covid 19

1 - Pulmão 2 - Brônquios

Alta médica de Covid 19 em 01/10/2020

Recuperado, observem quanto se perdeu de energia nos chacras das palmas para recompor o sistema respiratório e voltar ao dia a dia.

Esse é o objetivo deste livro, alertar para os possíveis cuidados que devemos ter com a nossa saúde, além de destacar a importância do autoconhecimento e do atendimento ao próximo.

Capítulo 1

Técnicas e regras da Diagnose

Para que possamos dar continuidade ao nosso estudo, iniciado em meu livro anterior, estabeleci algumas técnicas e regras que, se seguidas à risca, fará de você um leitor mais hábil, além de facilitar o seu conhecimento. Estas são as técnica e regras básicas que devem ser lembradas para efetuar algum tipo de diagnóstico das enfermidades.

- Vários sinais bem perceptíveis de uma enfermidade evidenciam que realmente existe este mal na pessoa.
- Um sinal isolado pede para que se encontre mais sinais que confirmem a existência da enfermidade.
- Um único sinal significa predisposição e indicação de que a pessoa terá determinada enfermidade. Dois ou mais sinais indicam a presença do sintoma e dá quase certeza de que a enfermidade se encontra presente em seu corpo.
- Mesmo tendo a certeza da existência de uma enfermidade pela leitura, isso não quer dizer que a pessoa já tenha o quadro da doença.
- Todas as enfermidades se formam primeiro psicologicamente e espiritualmente para depois se materializarem e tomarem uma existência física real.
- As mãos se complementam entre si. Por isso temos que analisar ambas. A mão esquerda indica as predisposições hereditárias por parte materna. A mão direita indica as predisposições hereditárias por parte paterna.

- A referência aos ascendentes originários por parte materna e paterna não se refere unicamente ao pai e a mãe, senão a todo o círculo ancestral. Os ascendentes podem ser avós, bisavós, tataravós, etc.
- É importante saber sempre sobre as deformações naturais e as causadas por acidentes. Estas últimas não têm nenhum valor.
- Se em uma pessoa jovem tem um sinal de uma doença na mão esquerda e não há na mão direita, isso indica predisposição para este problema de saúde. Porém, esta possibilidade provavelmente desaparecerá entre os 28 aos 30 anos. Se nesta idade não tiver desaparecido, este sinal poderá se intensificar e inclusive tornar-se a doença real.
- Se o sinal se encontra na mão direita e não na mão esquerda, isso indica que essa tendência não desaparecerá na vida da pessoa. Então é seguro que, em um momento ou em outro, o sinal possa se intensificar e, inclusive, materializar a doença.
- Exceto para os sinais hereditários, todas as características patológicas que se encontram na mão direita valem para o lado direito do corpo, e as que se encontram na mão esquerda são válidas para o lado esquerdo do corpo.
- As pessoas com muitas linhas nas mãos são muito sensíveis e reagem muito bem às correspondentes terapias do tipo natural e espiritual, como são os sistemas de cura por homeopatia, eletro-hemoterapia, bioquímica, hidroterapia, geoterapia, naturismo, vegetarianismo, isopatia, técnicas vibracionais, massagens, magnetismo, curas simpáticas, cura prânica e passe mediúnicos. Por serem muito sensíveis e reagentes aos produtos químico e tóxicos, como os medicamentos alopáticos, por exemplo, que lhes prejudicam enormemente o organismo, não devem ser tratados por essas vias medicamentosas.

Capítulo 2

Nomenclaturas

A primeira coisa que se deve aprender para efetuar um diagnóstico baseado nas mãos são as características das suas linhas, montes, dedos e unhas.

Aconselho mais uma vez o leitor a estudar o livro anterior *A Ciência da Quirologia – Uma Construção para a Medicina*, que é francamente um guia prático para os que irão se iniciar nesta especialidade da análise das mãos como ciência.

Os cinco dedos das mãos têm por ordem estes nomes: *polegar, indicador, médio, anular* e *mínimo* e são representados com os nomes dos planetas que correspondem aos montes nas mãos (pelos símbolos dos planetas). Debaixo de cada dedo existe o correspondente destes montes. (Fig. 001)

Observe no texto a seguir, a nomenclatura representativa desta imagem.

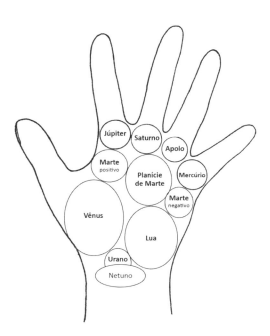

Fig. 001: os montes nas mãos

Vênus
Dedo polegar: Dedo de Vênus ou Monte de Vênus.

Júpiter
Dedo indicador: Dedo de Júpiter e Monte de Júpiter.

Saturno
Dedo médio: Dedo de Saturno e Monte de Saturno.

Sol
Dedo anular: Dedo de Apolo (Sol) e Monte de Apolo (Sol).

Mercúrio
Dedo mínimo: Dedo de Mercúrio e Monte de Mercúrio.

Ainda analisando a Fig. 1, vejamos:

Monte de Marte negativo
Debaixo do Monte de Mercúrio tem o Monte de Marte negativo.

Monte da Lua
Debaixo do Monte de Marte negativo tem o Monte da Lua.

Planície de Marte
Todo o centro da mão, rodeando os montes mencionados, é chamado de Planície de Marte.

Monte de Marte negativo
Debaixo do Monte de Júpiter temos o Monte de Marte positivo e, debaixo dele, o Monte de Vênus.

Monte de Urano
Entre o Monte de Vênus, próximo do punho, temos o Monte de Urano e, debaixo dele, Netuno, ladeado pelo Monte da Lua.

Netuno
Debaixo de Urano temos Netuno entre o Monte da Lua e o Monte de Vênus. Abaixo dele vem os Braceletes.

Estes montes planetários representam os signos astrológicos. Na continuação, deve-se observar as linhas principais da mão (Fig. 002).

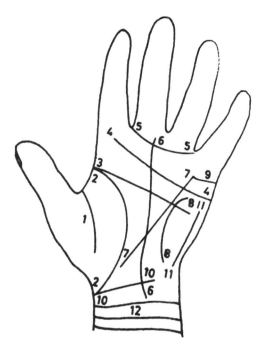

Fig. 002: as principais linhas da mão

1. Linha de Marte (irmã da Linha da Vida)
2. Linha da Vida
3. Linha da Cabeça
4. Linha do Coração
5. Cinturão de Vênus
6. Linha do Destino ou da Fortuna
7. Linha da Saúde ou Hepática (dinheiro e comunicação)
8. Linha da Intuição (Urano)
9. Linha do Matrimônio ou do Amor
10. Linha de Netuno (doenças sexualmente transmissíveis, venéreas, sífilis) – Linha da Moderação
12. Linha de Braceletes

Todas as demais linhas da mão são de segunda e terceira categoria, algumas, inclusive, eventuais.

As boas linhas são as que estão bem nítidas e perfeitamente desenhadas (visíveis). As linhas devem ter de 1,5 a 2 milímetros de largura e ter cor vermelha, arroxeada ou castanha, dependendo da cor da pele. Não importa se a linha é reta ou curva.

São sintomas de enfermidades e prejudiciais as linhas quebradas, desgarradas, tortuosas, com correntes, com grades, muito finas, com pontos amarelos, ilhas e todas que tenham forma de linha de vassourinha.

Ponto

Círculo

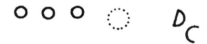

Cruz

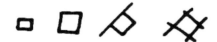

Quadrados

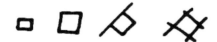

Semiestrelas

Manchas

Ilhas

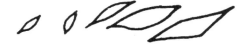

Estrelas (sol)

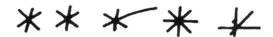

Triângulos

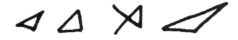

Gradeado

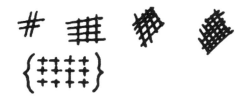

Linhas bifurcadas

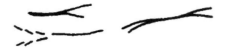

Linhas com pontos

Linhas quebradas

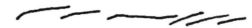

Linhas em grades

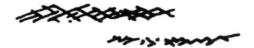

Linhas com ilhas

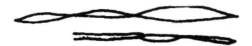

Linhas capilares

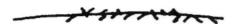

Ramos ascendentes e descendentes

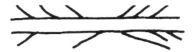

Linhas paralelas curvas

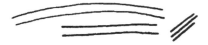

Linhas onduladas

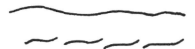

Linhas retas

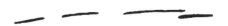

Linhas em corrente

Linha com quadrado de proteção

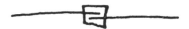

Linhas em escovas

Linha em plumas (penas)

Comprovadamente, é sempre desfavorável, de uma forma ou de outra, que na mão se encontrem manchas, pontos, retas, grades, anéis, cruzes, estrelas e ilhas. Sem essas peculiaridades, as formações que se encontrarem em uma ilha, uma dentro da outra, tem, todavia, um significado ainda pior. Quadrados e triângulos são sintomas favoráveis. Os quadrados são sinais de proteção e os triângulos sinais benéficos para a saúde.

Capítulo 3

A Importância das Mãos

Psicologia das mãos

Com a simples atitude social de "dar as mãos", podemos também deduzir a saúde de uma pessoa.

Aperto de mão firme: constituição robusta, saudável, pessoa confiante de si.

Mão macia (não sabe dar aperto de mão): carne fofa, esponjosa, macia, saúde frágil. Pessoa predisposta a enfermidades do sangue, com excesso de ácido úrico, reumatismo, constituição linfática ruim. São pessoas muito afetuosas, preguiçosas, indolentes, tímidas e impressionáveis, amam os prazeres e também a sexualidade.

Mão dura: propensão a arteriosclerose (observe se há protuberâncias de veias nas têmporas).

Mão normal: boa saúde e elasticidade no corpo.

Mão curvada para dentro: calcificação do corpo.

Veias proeminentes no corso das mãos: caráter suave e benigno.

Veias azuladas numa parte da mão, nas palmas: excesso de impureza no sangue (ácido úrico). Falta de ar puro e de exercícios físicos.

A epiderme (pele) da mão

A cor da pele é de suma importância para efetuar um bom diagnóstico:

Amarelada: desordem hepática e da pele.

Azulada: o mesmo significado que nas veias azuladas (impureza no sangue)

Vermelha: predisposição à apoplexia, indica pletora no sangue.

Pálida: escassez de glóbulos vermelhos no sangue, pobreza de sangue e de ferro.

Seca (áspera): predisposição a enfermidades dermatológicas e febris.

Sedosa (fina): afecções renais e da bexiga, também reumáticas e gota. Indica forte sensibilidade e prolongada juventude.

Úmida: instintos sexuais com tendências à degeneração e doenças hepáticas.

Músculos da mão

Saliências no dorso da mão fechada em empunhadura: debilidade nos órgãos genitais, tanto no homem quanto na mulher. (Fig. 003)

Músculo firme no dorso da mão; entre o dedo indicador e próximo do polegar: indica força pulmonar. Para encontrar este músculo, basta tocar suavemente com o dedo da mão oposta entre o indicador e o polegar. (Fig. 003.9)

Músculo muito duro: função pulmonar forte.

Músculo macio: pulmão fraco.

Músculo muito firme, porém mole na parte superior: pulmões fortes, em geral, mas fracos na parte superior. (Fig. 003.10)

Músculo muito firme, porém macio na parte inferior: pulmões bons, mas fraco na base inferior. (Fig. 003.11)

Músculo muito mole: pulmão frágil e fraco.

Raiz do dedo anular estreito, apertado (*como dedo estrangulado*): pernas fracas.

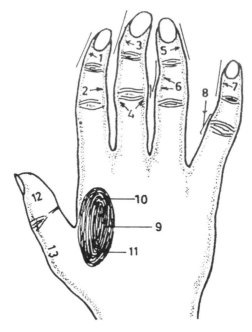

Fig. 003

Diagnóstico pelos dedos

Os dedos da mão são formados por três secções diferentes. (Fig. 004)
- 1ª Falangeta (Falange Distal)
- 2ª Falanginha (Falange Média)
- 3ª Falange (Falange Proximal)

Polegar: a ponta do polegar, Falangeta (Falangeta Distal), está relacionada à cabeça e ao cérebro. A Falanginha (Falange Média) e a Falange (Falange Proximal), têm certa relação com a espinha dorsal da coluna vertebral. O polegar rígido e reto demonstra uma pessoa não muito adaptada às exigências da sociedade, que tem vontade própria, é livre, forte, segura e determinada. Polegar curvo para trás (apontando para você), grande capacidade de adaptação à vida e à sociedade. A Falangeta é o tamanho de nossa vontade. A Falanginha é o tamanho da sua razão. Já a Falange, o Monte de Vênus, é o tamanho de suas necessidades sexuais. O meio entre a Falanginha e a Falangeta é a medida da tenacidade ou o apego. O polegar pequeno e flexível reflete uma pessoa influenciável e sugestionável. Polegar grande e rígido, pessoa cética, analítica e individualista.

INDICADOR: no indicador, a Falangeta da mão direita está relacionada ao fígado (Fig. 003.1). A Falangeta da mão esquerda se relaciona com o baço (Fig. 003.2). E a Falanginha é relacionada aos pulmões (Fig. 003.2)

DEDO MÉDIO: a Falangeta do dedo médio está relacionada ao intestino obstruído (Fig. 003.3). A Falanginha e a articulação flexora relacionam-se com o canal intestinal e a digestão (Fig. 003.4). Nós grossos no dedo médio pode ser desordem digestiva.

ANULAR: a Falangeta está relacionada com os rins (Fig. 003.5) e a Falanginha com o coração. (Fig. 003.6)

DEDO MÍNIMO: este dedo se encontra em íntima relação com os órgãos sexuais (Fig. 003). Nas mulheres, uma Falangeta curvada indica útero caído ou baixo (Fig. 003.7). Articulações com nós e anormalidades indicam fenda no útero. (Fig. 003.8). Nos homens, articulações com nós e anormalidades indica problemas de impotência sexual. Em dedos curvos e arqueados, deve-se distinguir a curva devido a um acidente com traços de doenças, da curva de quem tem a saúde perfeita. As sequelas do acidente poderá levar a uma enfermidade. (Fig. 003)

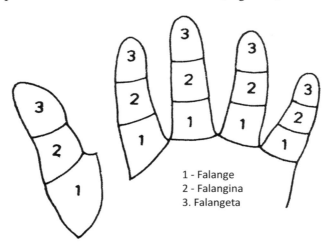

Fig. 004

Diagnóstico pelos Montes

Os montes são captadores das correntes eletromagnéticas da natureza e, portanto, representam os centros nervosos do corpo humano.

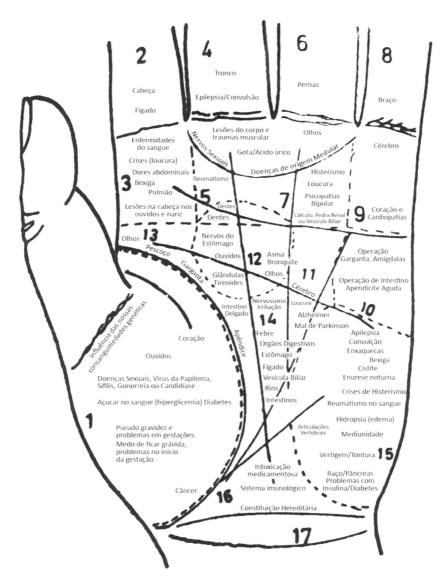

Fig. 005

Monte de Vênus (debaixo do dedo polegar)

(Fig. 001 e Fig. 005)

Muito grande: excessiva sexualidade, aberrações sexuais, enfermidades sexuais, predisposições a histeria.

Grande na parte superior: afecções brônquicas, grande potência vital e sexual; pessoa benigna e bondosa.

Ponto vermelho e linha fina: perturbação nos órgãos sexuais; gonorreia.

Ponto escuro ou pequena mancha: descontrole com ódio e raiva.

Correntes com elos arredondados: propensão a todas as enfermidades; advertência contra as infecções. (Fig. 006)

Grades: perversões sexuais; propensão a enfermidades sexuais.

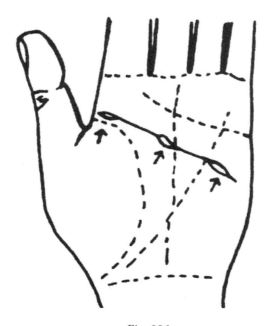

Fig. 006

Monte de Júpiter (debaixo do dedo indicador)

(Fig. 001 e Fig. 005.3)

Muito grande: predisposição a afecções pulmonares, ataque apopléticos, afecções do tórax, calcificação arterial, alopecia, congestão, febre súbita, avidez por prazeres.

Ponto vermelho: pequenas lesões pulmonares.

Ponto escuro: aviso, perigo de enfermidades infecciosas.

Ilhas na raiz do dedo indicador: catarros nos sinos frontais, ataque na abóbada do crânio. (Fig. 007 e 008)

Ilha só e vertical: afecções nasais. (Fig. 007.3)

Ilha só e horizontal: crises de raiva e ódio.

Ilha vertical *(a Linha da Cabeça)*: lesões nos olhos, talvez por intervenções cirúrgicas.

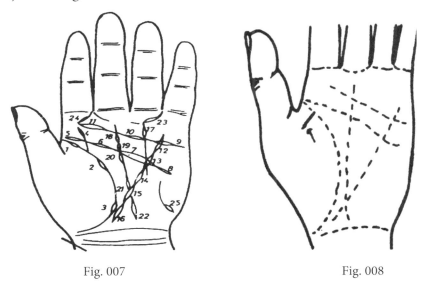

Fig. 007　　　　　　　　　　Fig. 008

Pequenas ramificações *(ascendentes na raiz do dedo indicador)*: disfunção hepática que se confirma com outras linhas, quando a linha do estômago está quebrada.

Linha pequena vertical *(que corta a raiz do dedo indicador)*: feridas na cabeça.

Linha pequena oblíqua *(que corta a raiz do dedo indicador e corre para o lado externo da mão)*: aborto.

A mesma linha prolongada para baixo *(na mão de mulher)*: relacionamentos passageiros com gravidez e predisposição a abortos.

A mesma linha prolongada para baixo *(na mão de homem)*: predisposição a hérnias.

Linha curva *(que corre transversalmente sobre os montes)*: debilidade e complicações eminentes com a bexiga.

Linha curva, porém, mais larga e mais firme no final *(na mão das mulheres)*: parto problemático – uso de fórceps ou cesariana.

Linha em ângulo reto *(que corta em direção à linha anterior)*: na mulher, fluxo branco. No homem, infecções da uretra (uretrite).

Cruz tremida, plana: nervos cefálicos excitados, sintomas de loucura.

Monte de Saturno (debaixo do dedo médio)
(Fig. 001 e 005.5)

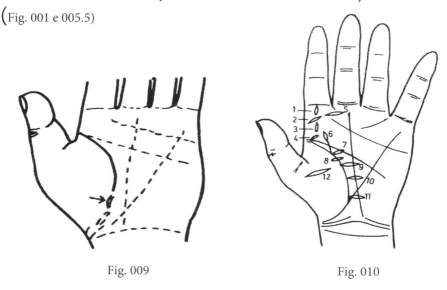

Fig. 009 Fig. 010

Monte muito grande: predisposição a enfermidades do baço, olhos, dentes, pernas e toda classe de doenças crônicas; nervos muito excitáveis, histerismo (muita excitação dos nervos sexuais da medula e dos órgãos genitais); paralisia, reumatismo, hemorroidas, introspecção, melancolia, hipertensão arterial.

Ponto vermelho: pessoa irritada, sem controle de si.

Ponto vermelho na Linha do Coração *(ou muito próximo)*: problemas dentários. Estes pontos às vezes não são mais que buracos sem cor. (Fig. 009)

Pontos marrons ou escuros: propensão ao aparecimento de câimbras a partir dos 30 a 40 anos de idade.

Ilhas na vertical debaixo do dedo médio: operações cirúrgicas e feridas. (Fig. 010)

Grades: intensa melancolia, tristeza profunda.

Ramificações pequenas na base do dedo médio: predisposição a quadros de crises epilépticos. (Fig. 011)

Linha vertical pequena, cortando a raiz do dedo médio: lesões corporais. (Fig. 014)

Duas linhas verticais cortando os dedos indicadores e o médio: predisposição ao reumatismo. (Fig. 012)

Monte da lua muito grande: predisposição ao reumatismo. (Fig. 012)

Dedo de Saturno (dedo médio)

Linhas transversais na falange das unhas: propensão a desmaios e à depressão. (Fig. 012)

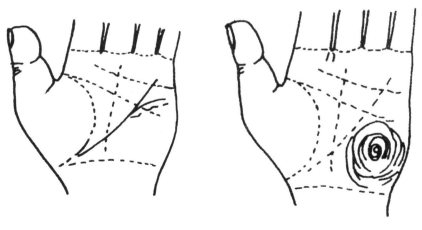

Fig. 011　　　　　　　　　　Fig. 012

Monte de Apolo (debaixo do dedo anular)

(Fig. 001 e Fig. 005.7)

Monte muito grande: predisposição a doenças cardíacas, problemas na medula espinhal, nos olhos, no cérebro e às vezes tumores nas artérias cardíacas.

Pontos vermelhos: advertência de intoxicação do sangue.

Pontos escuros: perigo de problemas cerebrais ou febre tifoide.

Grades estreitas e finas: perturbações na medula e no sistema nervoso do Plexo Solar.

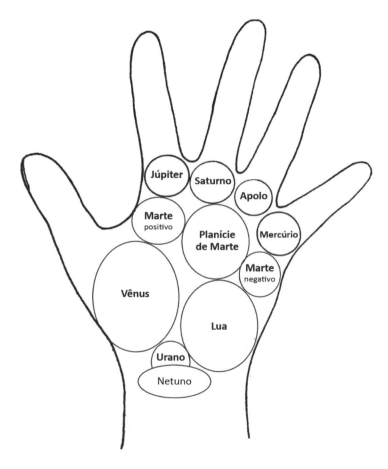

Fig. 013 – Apolo

Monte de Mercúrio (debaixo do dedo mínimo)

(Fig. 001 e 005.9)

Monte muito grande: predisposição a cólicas hepáticas (fígado e vesícula biliar), raiva e nervosismos, secundariamente: icterícia e problemas mentais.

Ponto vermelho: lesões internas, relacionado aos nervos.

Pontos escuros: perigo de apoplexia e enfermidades febris.

Correntes ou argolas: graves problemas de origens nervosas com desequilíbrio emocional e nervoso.

Linhas que partem da linha da vida e sobe obliquamente em direção a parte superior do monte da lua: ingestão de tóxicos (aspirina, morfina, salicilatos, nicotina, narcóticos, venenos, etc).

A mesma linha, porém com um brilho ligeiramente metálico: intoxicação com arsênico que pode afetar o cérebro. Pessoas anêmicas; falta de ar, dores de cabeça; falta de memória e magreza. (Fig. 014)

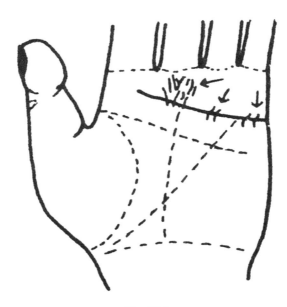

Fig. 014

Sinais que indicam Lesões Internas

Na figura a seguir fica fácil comprovar as correspondentes lesões e enfermidades do corpo humano.

1. Catarro cerebral, com possível lesão cerebral (meningite).
2. Afecções dos ouvidos.
3. Afecções por pólipos nasais.
4. Lesões nos olhos, por acidentes ou operações cirúrgicas.
5. Afecções de garganta, glândulas, amigdalites, etc.
6. Afecções do peito, pulmão.
7. Desordem dos intestinos grosso e delgada (apendicite), hemorroida.
8. Na mulher: transtornos indeterminados; podendo significar até o nascimento de um bebê.
9. Intervenções cirúrgicas no peito.
10. Intervenções cirúrgicas no ventre.
11. Intervenções cirúrgicas no dorso e no abdômen.

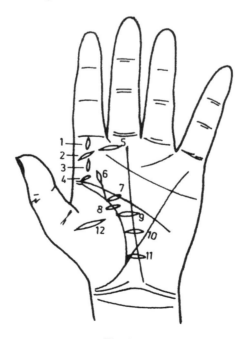

Fig. 015

Existem outros tipos de sinais que são hereditários. Para comprová-los, observe a figura abaixo.

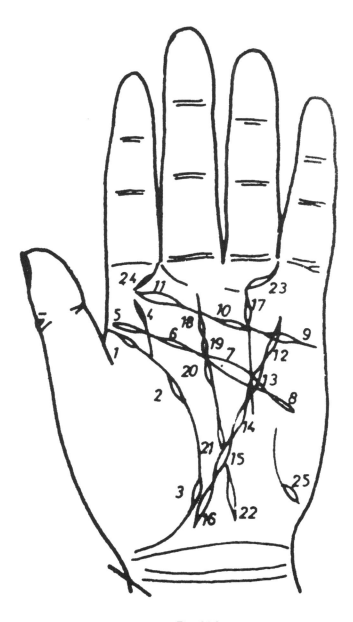

Fig. 016

Predisposição:

1. Debilidade na infância.
2. Debilidade na juventude.
3. Afecções cancerosas.
    - Com 18 anos antepassado com câncer estomacal.
    - Com 19 anos antepassado com câncer no tórax ou no pescoço.
    - Com 20 anos antepassado com câncer de fígado ou intestinos.
    - Com 21 anos antepassado com câncer abdominal.
4. Afecções pulmonares (não tuberculose).
5. Debilidade oftalmológica (mão direita, olho direito).
6. Debilidade do ouvido.
7. Fortes dores de cabeça (um antepassado teve arteriosclerose).
8. Afecções nasais.

9 e 10. Afecções cardíacas.

11. Um antepassado teve tuberculose.
12. Afecções hepáticas.
13. Afecções renais.
14. Afecções da vesícula biliar.
15. Afecções do estômago.
16. Muita excitação nervosa.
17. Afecções e desordens do simpático (timidez).

18 a 22. Predisposição hereditária para doenças cancerosas.

23. Transtornos no sistema nervosos central.
24. Predisposição à paralisia (gravidez extrauterina).
25. Predisposição a fenômenos telepáticos.
26. Desordens intestinais.

Todos os sinais detalhados são simplesmente sinais hereditários. Cada sinal denota predisposição a uma determinada enfermidade, por mediação dos genes.

Capítulo 4

As Unhas

As unhas das mãos não servem somente para proteger as extremidades da primeira falange dos dedos. Formadas por substâncias córneas, as unhas têm por missão proteger os extremamente finos e sensíveis filamentos nervosos que, através da epiderme, reúnem-se na ponta dos dedos, possibilitando o tato.

Pela cor e a forma das unhas, obtém-se informações sobre o caráter da pessoa e também sobre seu estado de saúde, pelo qual muito facilmente efetua-se o diagnóstico (onicodiagnóstico).

Nas figuras das unhas que ilustram este livro pode se ver, em cima de cada unha, a curvatura e o arco que formam em cada caso.

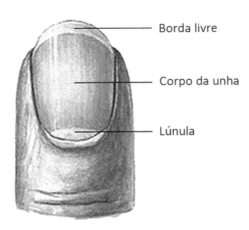

Fig. 017

As unhas estão formadas por um material estreitamente semelhante com os pelos. São unidas à carne por uma massa aglutinante e comprimida no sentido plano, pelos quatro lados de sua superfície, três deles recortados e outro sem recorte, constituindo a raiz da unha, que penetra profundamente no dedo. (Fig. 017). Unhas nutrem-se pela secreção das glândulas existentes nos pequenos interstícios e são formadas por várias lâminas plexiformes, superpostas, cujos interstícios estão cheios de glândulas.

Os dedos se encontram encravados na mão e a mão está completamente influenciada por tudo o que sucede no braço e no corpo em geral.

A irrigação sanguínea e a condução de material nutritivo, como cálcio e outros nutrientes, determinam sempre a direção, o crescimento, a formação e a cor da unha, que está intimamente ligada à circulação sanguínea e nervosa, que vão para ponta dos dedos e formam a gema (raiz) e o tato (dáctilas).

É de suma importância assinalar que temos cinco pontos do corpo humano nos quais podemos reconhecer o estado do organismo. São eles: as unhas, as pontas dos dedos, os cabelos, a íris dos olhos e os dentes. Se a atividade das glândulas diminuírem a intensidade da ação do fígado e dos rins, as consequências são que os resíduos das substâncias consumidas não serão eliminadas pela via urinaria, portanto, elas se amontoam e se acumulam. Entre este tipo de resíduos aparecem também o cálcio e o ácido úrico. Precisamente este último é o que forma a acidez do sangue. O ácido úrico é encontrado também no suor e, algumas vezes, é secretado pelo couro cabeludo, destruindo o bulbo piloso e levando inclusive às polioses e à queda do cabelo.

A caspa e a tinha pertencem a estes fenômenos, que são consequentes da escrófula, como também da destruição da dentição e da quebra e ramificação dos cabelos.

Tudo isto demonstra que, no lugar de tentar curar estas enfermidades, seria muito melhor e mais conveniente atacar as causas por meio da depuração do sangue.

Embora todos os dedos tenham a mesma forma, podem-se reconhecer perfeitamente bem as perturbações renais na unha do dedo polegar. Quando este tem um aspecto diferente dos demais, suspeita-se de alguma doença.

Também tem muita importância o vigor, a fortaleza, a dureza, a suavidade, a flexibilidade e a rigidez da unha, pois tudo isto indica a fortaleza dos ossos. Por exemplo, se a unha é forte e não se quebra com facilidade, mas ela é flexível, indica uma boa constituição óssea. Se a unha é facilmente quebradiça e rígida, indica a mesma constituição dos ossos, ou seja, pode se dizer que há uma debilidade óssea, principalmente na coluna vertebral.

Tudo isto se compreenderá facilmente tendo em conta que, quando o sangue é pobre em materiais que formam as unhas, também o é no cálcio, no silício e nas demais substâncias constitutivas dos ossos.

A retração da epiderme onde se encontra a raiz da unha é realmente a "matriz da unha". Esta retração é uma verdadeira defesa que protege a unha, iguais os cílios e as sobrancelhas são para os olhos. Muitas mulheres, imprudentemente, as retiram quando vão às manicures, eliminando, assim, essa retração chamada de *cutícula* com objetos cortantes, o que leva ao seu desaparecimento, pouco a pouco, e expõe a lúnula. Com isso, elas ignoram o dano que estão causando com a exposição da raiz da unha e perdem também parte do seu magnetismo pessoal, que se atrai e absorve pelas pontas dos dedos.

Meu conselho é que, se a lúnula desapareceu, não tentem fazer reaparecer arrancando as peles (cutícula) quando já não existe: procure ativar seus nervos cardíacos, causa do problema pela falta de cutículas.

A matriz da unha é protegida por essa retração de pele, não as retire, mesmo que a moda dite como padrão, nunca a arranque, porque isso produz inflamações que podem aprofundar e provocar uma ulceração e perda da unha e deixar uma porta aberta às micoses e unheiros.

A matriz observada ao microscópio se vê formada por sutis canaliculares, nos quais discorrem o sangue; portanto, romper essa matriz e esses canalículos pode provocar uma ferida com possível infecção no sangue. A lúnula é uma espécie de fundo branco, composto de substâncias de cor clara. (Fig. 018)

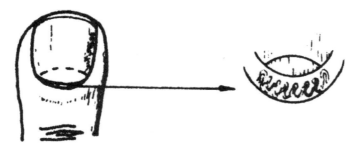

Fig. 018

A unha normal deve ser de superfície lisa, sem estrias nem canelada, de brilho médio natural, matriz rosado, ligeira curvatura, certa elasticidade e lúnula normal.

Normas para a diagnose das unhas

O diagnóstico pelas unhas é chamado de *onicodiagnóstico*. Para efetuá-lo, temos que levar em conta as seguintes observações:

- Olhando as unhas por sua forma: larga, curta, comprida, pequena, redonda, angulosa ou ovalada.
- Olhando as unhas pela frente, verticalmente: observe se a curvatura é normal ou em semicírculos planos, de aresta pronunciada ou em forma de tubo.
- Sinais que tenham nas unhas: manchas, buraco, saliências, sulcos longitudinais, sulcos diagonais, formações anormais.
- Cor: roxa, rosa, pálida, branca, azulada, azul-escura, negra, amarelada, inclusive esverdeada.
- Estrutura: grosa, fina, delicada, dura, flexível, mole, quebradiça, elástica.

Estas cinco observações têm que combinar e obter um resultado final. Talvez pareça difícil, mas com a prática verás que é muito fácil de observar as unhas.

O comprimento das unhas pode se calcular segundo a superfície crescida que está grudada à carne, o que se conhece por "escuro da unha".

Só tem que ter o cuidado com a parte colada da unha (Fig. 019) e nunca a parte saliente. O tempo que demora para crescer a unha é de três meses no verão e de três a quatro meses no inverno.

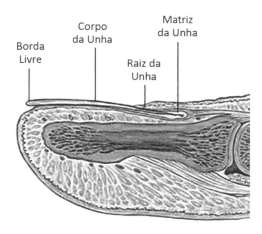

Fig. 019

Mesmo sem doenças, as unhas sempre devem ser bem cuidadas, o que significa que a pessoa é ativa, calma e persistente.

As unhas malcuidadas e roídas indicam pessoa distraída, desorganizada e rude.

O diagnóstico pelas formas das unhas

UNHAS NORMAIS: são aquelas um pouco mais longas que largas, elásticas, cor-de-rosa escuro, com pequena curvatura e bordas inseridas na raiz. (Fig. 020) Pessoas bem equilibradas com excelente metabolismo, boa circulação do sangue e bom sistema circulatório.

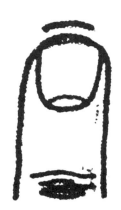

Fig. 020

Unhas curtas: quando o comprimento é só a metade de uma unha normal. Sua largura normal é um pouco curvada. Doentes cardíacos congênitos e herdados ou degenerativos costumam ter unhas assim. (Fig. 021)

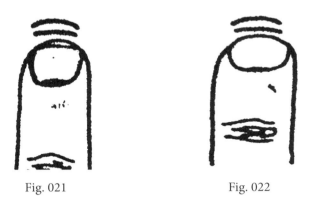

Fig. 021　　　　　　　　Fig. 022

Unhas muito curta: na mulher: degeneração, moléstia de ovário, tendências a enfermidades intestinas. (Fig. 022)

Unhas curtas, largas e fracas: predisposição a paralisias.

Unhas curtas e aparadas: predisposição a transtornos cerebral, enfermidades cardíacas.

Unhas com bordas visíveis, não inseridas na carne: desordem generalizada no organismo. (Fig. 023)

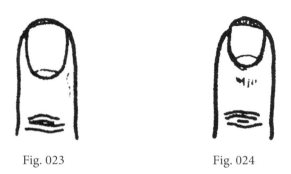

Fig. 023　　　　　　　　Fig. 024

Unhas semilongas: afecções bronquiais e da garganta: ocasionalmente, doenças no baixo ventre. (Fig. 024)

Unhas longas: anomalias pulmonares, pouca saúde, força física mediana. (Fig. 025)

Unhas larga amendoada: falta de nutrição, predisposição a diabetes. (Fig. 025)

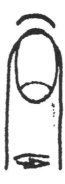

Fig. 025

Unhas longa, alargadas com cor azulada na raiz: transtornos nervosos, debilidade cardíaca, má circulação sanguínea.

Unhas finas e estreitas: pouca saúde, fragilidade.

Unhas frágeis e pálidas: intensa debilidade.

Unhas duras: saúde muito boa.

Unhas em forma hemisféricas: predisposição à tuberculose por herança familiar, se já não a tem. (Fig. 026 e 027)

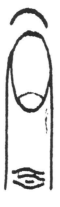

Fig. 026

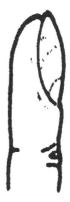

Fig. 027

UNHAS EM FORMA DE GARRA: asma cardíaca. (Fig. 028 de frente e Fig. 029 lados). Se as unhas de forma asmática se encontram unicamente no dedo polegar e indicador, significa que é um asmático de herança paterna. Se somente se encontra nos outros dedos (mínimo, anular, mediano), indica que é asma de herança materna.

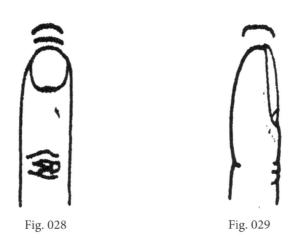

Fig. 028   Fig. 029

UNHAS CONVEXAS: disposição a doenças de medula espinhal, paralisias. (Fig. 030)

UNHAS TIPO TRIANGULAR (QUANDO A FRENTE É LARGA E PRÓXIMA DA RAIZ, TERMINANDO EM PONTA): afecções medulares e inclusive cardíacas. (Fig. 030)

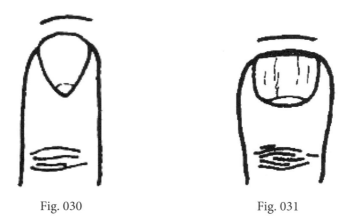

Fig. 030   Fig. 031

Unhas curtas e largas em forma de porrete: disposição à raiva, violência e impulsos assassinos; súbita excitação subconsciente, sem saber o porquê; descontrole. (Fig. 031)

Unhas curvadas em semicírculos, no dedo anular: anomalias renais. (Fig. 032)

Unhas curvadas em semicírculos em todos os dedos: as mesmas anomalias, porém crônicas, já tem há anos, provavelmente desde o nascimento, traços hereditários. (Fig. 032)

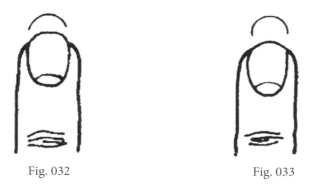

Fig. 032   Fig. 033

Unhas curvadas no dedo anular: hemorragias renais e hematúrias.

Unhas muito curvada e cor lilás ou cinza: constituição cancerosa. (Cuidado, não confundir essa curvatura com a renal, em semicírculo). (Fig. 033)

Unhas redondas, curvadas no dedo indicador: escrofuloso na juventude. (Fig. 034)

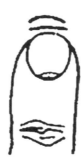

Fig. 034

Unhas curvadas para fora e também no dedo polegar: em alguma geração anterior, algum antepassado foi alcoólatra. (Fig. 035)

Unhas com sulcos transversais ondulados (montes e vales): eliminação de resíduos do corpo. (Fig. 036)

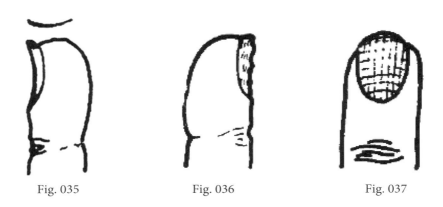

Fig. 035   Fig. 036   Fig. 037

Unhas com linhas longitudinais com espessura e lascas: impureza no sangue, atonia intestinal, afecções do baço.

Unhas com sulcos longitudinais e transversais finos (muito raro): tendência à hidropisia. (Fig. 037)

Unhas com depressões: anomalias, desordens no baço. (Fig. 038)

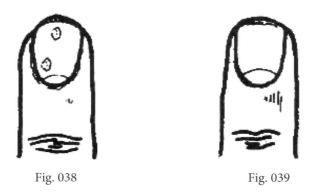

Fig. 038   Fig. 039

Unhas esfoliadas nos extremos: vermes e lombrigas no corpo. (Fig. 039)

Unhas com barras curtas, em série e cruzadas: calcificação, principalmente dos ossos. (Fig. 040)

Unhas sem lúnulas: debilidade nos nervos cardíacos, transtornos de coração. (Fig. 041)

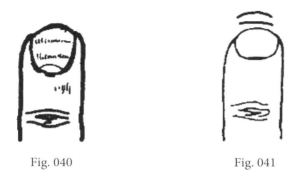

Fig. 040　　　　　　　　Fig. 041

Unhas com lúnula normal: circulação muito boa do sangue.

Unhas com lúnulas muito desenvolvidas: tendência à apoplexia (Fig. 042). As lúnulas são porções de reflexos claros, produzidas quando se tem um coração sadio e forte. Somente desaparecem se o vigor cardíaco decair, por debilitação dos nervos cardíacos, a ponto de sumirem. Se a lúnula é grande e branca, indica fortaleza e bom potencial do coração. Demasiada grande ou maior que o normal, significa excessiva força cardíaca e isso predispõem a ataques de apoplexia.

Unhas que se quebram facilmente: desordens abdominais (nas mulheres).

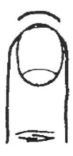

Fig. 042

UNHAS DURAS: boa e sólida constituição óssea.

UNHAS ESTREITAS E BRANCAS: má construção óssea, debilidade nos ossos.

UNHAS QUEBRADIÇAS: calcificação em estado progressivo (as unhas costumam se quebrar por natureza ou por excesso de manicures e por aplicarem muito esmalte, o que impede a mesmas de respirarem).

UNHA DO DEDO MÍNIMO MUITO MENOR QUE AS DEMAIS: desordem cardíaca em gerações passadas. Mão esquerda por parte de mãe e mão direita por parte de pai.

UNHAS DO DEDO MÍNIMO ESTREITA, FINA E MUITO CURVADA: predisposição a doenças da medula espinhal. Constituição nem atlética nem robusta. (Fig. 043)

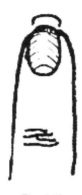

Fig. 043

UNHAS ROÍDAS: nervosismo, problemas de estômago. Ao roer as unhas a pessoa pode ingerir pequenas porções e produzir alterações estomacais.

UNHAS ROÍDAS, ROXO ESCURO: sangue muito escuro, o que cria intranquilidade, teimosia e temperamento violento.

UNHAS PEQUENAS ESTREITAS E QUEBRADIÇAS: indício de sífilis herdada por gerações anteriores; também denota sangue mau.

Obs.: as perdas de unhas podem ser devido ao diabetes, lepra ou sífilis.

Diagnóstico pela cor das unhas

AMARELADAS: enfermidades e desordem do fígado (icterícia), somente se confundem com as manchas de nicotina que o tabaco deixa nas mãos dos fumantes.

AZULADAS: desordem e transtornos cardíacos.

COM MANCHAS AMARELADAS: debilidade na saúde.

COM MANCHAS E PONTOS BRANCOS: nervosismo, eliminação de impurezas (ácido úrico). Estes sinais brancos indicam sinais de felicidade e fortuna.

COM MANCHAS E PONTOS PRETOS E ESCUROS: intoxicação do sangue, veneno no organismo.

MARRONS: febres contraídas por doenças tropicais graves, febre amarela, enfermidade do sono, malária, etc. (antes da manifestação da febre, aparece a cor).

MUITO COLORIDA E COM MANCHAS PÁLIDAS: natureza linfática e fraqueza.

PÁLIDAS: carência de sangue. Anemia.

PÁLIDAS COM BORDAS VERMELHAS: estagnação venosa.

PRETAS COM MANCHAS CINZAS: obstrução dos vasos sanguíneos, retenção hídrica (estas manchas são confusas e não estão muito marcadas).

LEVEMENTE AZULADAS: circulação sanguínea débil (ácido carbônico).

VERDES: acúmulos de pus nos músculos e no sangue (elevado perigo).

VERMELHO ESCURO: tendência a problemas cardíacos.

Encerrando aqui a parte do onicodiagnóstico (diagnóstico pelas unhas), permito-me indicar uma vez mais que estes detalhes reveladores devem ser comparados com outros que facilitem a continuação do quirodiagnóstico: sinais da mão, linhas e outros tipos de sinais que fortalecem ou debilitam o diagnóstico pelas unhas. Por isso, combinar os sistemas de diagnose é de grande importância em um exame certeiro para o descobrimento das enfermidades.

# Capítulo 5

A Quirodiagnose das Enfermidades

Uma enfermidade em termos físicos é qualquer doença, moléstia, ferimento de difícil cicatrização ou afecção que atinge de maneira crônica alguma parte do corpo ou alguma alteração patológica que modifique o estado de saúde de uma pessoa. Em termos mentais, hábitos obsessivos, vícios, estados depressivos, traumas, podem também ser considerados uma enfermidade.

Vamos apresentar agora um estudo fundamental quando se trata de Quirologia. Nem tudo que vamos ver condiz exatamente a uma enfermidade, porém, estudando o significado de determinada emoção ou parte do corpo que irei apresentar aqui, em ordem alfabética, você vai poder visualizar, com o estudo das mãos, as consequências ou resultados que aquele órgão ou sentimento vai causar.

Este sistema facilitará rapidamente você a recordar a que enfermidade corresponde cada sinal, de tal forma que, ao examinar a mão de uma pessoa, poderá diagnosticar rapidamente a predisposição à enfermidade ou à manifestação da doença, o que facilitará na indicação e possível visita ao seu médico para tratamento.

Caso você, que está utilizando este livro agora, seja um profissional da saúde, saberá dar os devidos encaminhamentos às pessoas para o melhor tratamento. Este é um sistema de aprendizagem mais rápido e seguro, porque elimina ao mínimo a dispersão e a confusão mental.

ABDÔMEN: a Linha do Coração está muito vermelha. Tem forma de corrente ou está quebrada. A linha se dirige assim ao Monte de Júpiter dores do abdômen, na região do umbigo. (Fig. 044)

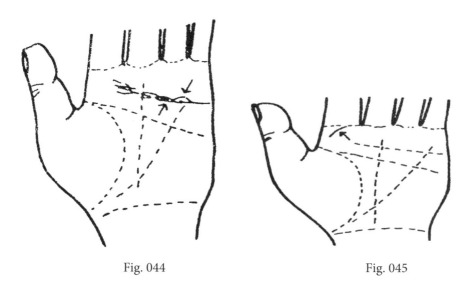

Fig. 044   Fig. 045

ABORTO: pequenas linhas oblíquas que saem da raiz, na base do dedo indicador, e se dirigem para a borda da mão. Cada uma destas linhas indica uma possibilidade de aborto involuntário. (Fig. 045). Também embaixo do Dedo de Mercúrio pode ser identificado linhas oblíquas ou ainda uma só linha vertical no sexo masculino em ípsilon feto do sexo feminino.

ABORTO PROVOCADO, POR INTERVENÇÕES CIRÚRGICAS OU CASEIRAS: linha curva, que nasce entre os dedos indicador e médio, indo para o Monte de Júpiter. Indica aborto voluntário, curetado ou por intervenção cirúrgica. (Fig. 046)

AMIGDALITES: quando a Linha do Coração é vermelha e grossa.

ANEMIA: veja sangue.

APOPLEXIA CARDÍACA: veja cardiopatia.

APOPLEXIA CEREBRAL: se a Linha da Cabeça tem uma cor azulada, quando essa linha só mede dois milímetros de largura ou se esta linha não existe na mão, indica sempre predisposição à apoplexia cerebral. (Fig. 047)

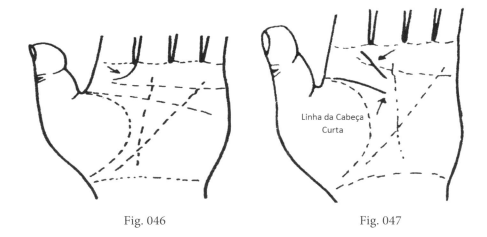

Fig. 046   Fig. 047

Apoplexia cerebral mortal: quando a Linha da Cabeça termina abruptamente, sem que outra linha forme seu término ou quando a Linha da Vida desaparece subitamente, isso sempre indica ataque mortal por apoplexia.

Apoplexia cerebral obstrutiva catarral: duas linhas paralelas que encimam o Monte da Lua e se juntam próximas ao Monte de Vênus indica uma forte obstrução catarral e predisposição à apoplexia cerebral. (Fig. 048).

Areias: veja cálculos.

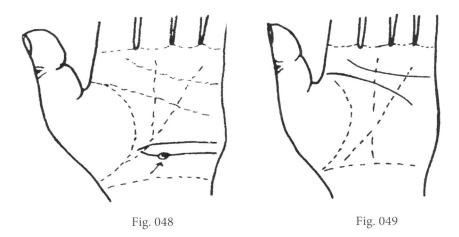

Fig. 048   Fig. 049

Asma brônquica: quando as Linha da Cabeça e do Coração se inclinam, formando um arco; quando as mãos estão úmidas ou as unhas são largas e arqueadas (Fig. 051), indica forte asma brônquica e bronquite asmática. (Fig. 049)

Asma cardíaca: as mesmas condições que a anterior, além disso, as unhas são curtas e os lados são em formas de garra. (Fig. 050 e Fig. 051)

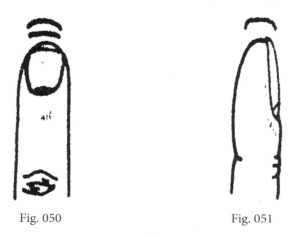

Fig. 050   Fig. 051

Ácido úrico, reumatismo: quando o Monte da Lua é muito grande, indica grande abundância de ácido úrico e também reumatismo. (Fig. 052)

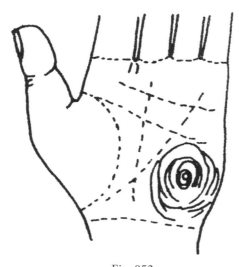

Fig. 052

Baço (Hipertrofia): Linha do Coração bem desenhada, que alarga no final. Linha de Saturno quebrada e o Monte de Saturno com muitas linhas. Todavia há má predisposição se existir muitas linhas sobre o Monte de Júpiter, o que indica forte tendência a sofrer de problemas no baço, tal como a hipertrofia. (Fig. 053)

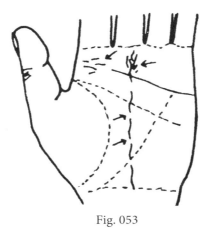

Fig. 053

Baço (transtornos): quando a Linha Hepática ou do estômago passa muito perto do Monte da Lua, principalmente se existe uma grande quantidade de pequenas linhas e sinais na parte inferior desse, indica problemas no baço. Também tem como referência se a falange da unha do dedo indicador estiver curvada. (Fig. 054)

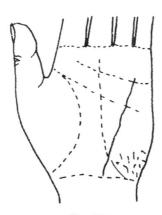

Fig. 054

BEXIGA: um par de linhas ou linhas em posição oblíqua, no Monte de Júpiter, em direção à base do dedo indicador, indica debilidade na bexiga. É possível acontecer essa tendência em pessoas que apresentam várias linhas que partem da Linha do Coração e vão em direção ao Monte de Saturno, debaixo do dedo médio (Saturno). (Fig. 045)

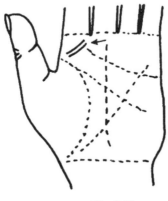

Fig. 045

BÍLIS: na Linha do Coração, debaixo do dedo médio, saem ramificações como franjas em direção à Linha da Cabeça que indicam problemas biliares. Linha Hepática ou do estômago partida em vários locais, com cor escura na parte inferior, indica afecção na vesícula biliar e predisposição a alterações da bílis (discolia). (Fig. 046)

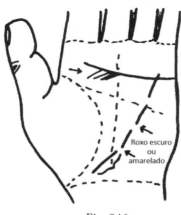

Fig. 046

Blenorragia (gonorreia): linha de um centímetro de comprimento, que aparece no meio do Monte de Júpiter sem tocar a articulação flexora do dedo indicador, ou seja, na sua base ou raiz, indica sempre blenorragia, gonorreia e licoreira. (Fig. 047)

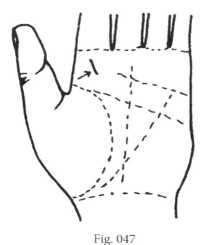

Fig. 047

Brônquios: uma cruz entre o começo das linhas da vida e da cabeça, linhas tanto longas como largas, unhas com formato (Fig. 048 e Fig. 049). Indica fortes afecções brônquicas e tudo relacionado com os brônquios. (Fig. 050)

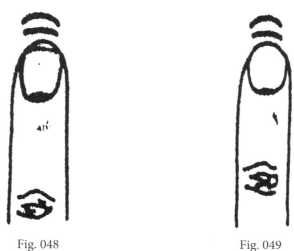

Fig. 048   Fig. 049

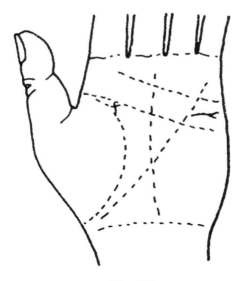

Fig. 050

CARDIOPATIAS: lúnulas pequenas ou ausentes nas unhas, Linha do Coração com um pouco de formação de correntes indicam cardiopatias e debilidade dos nervos cardíacos. (Fig. 051)

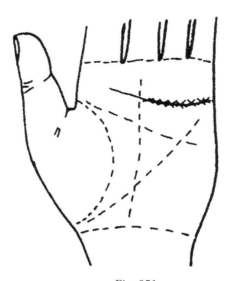

Fig. 051

CÁLCULOS: pequenos pontos amarelos ou marrons na Linha do Coração, debaixo do dedo anular, indica a existência de cálculos biliares e areinhas. Pontos na Linha do Coração, debaixo do Monte de Mercúrio indica a existência de cálculos vesicais. (Fig. 052 e 053)

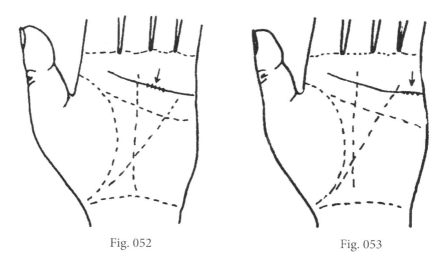

Fig. 052　　　　　　　　Fig. 053

CÂIMBRAS: Linha Hepática ou do estômago ondulada, pontos escuros no Monte de Saturno, ramos disforme desde a Linha Hepática até o Monte de Saturno indicam predisposição e propensão a sofrer de câimbras. (Fig. 054)

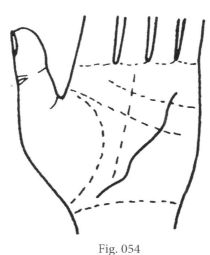

Fig. 054

CÂNCER: uma ilha na quinta parte da Linha da Vida, ou somente um Triângulo no mesmo lugar da Linha da Vida indica predisposição ao câncer. A unha, como está na Fig. 055, também indica o mesmo, a pessoa pode ter uma constituição cancerosa. (Fig. 056)

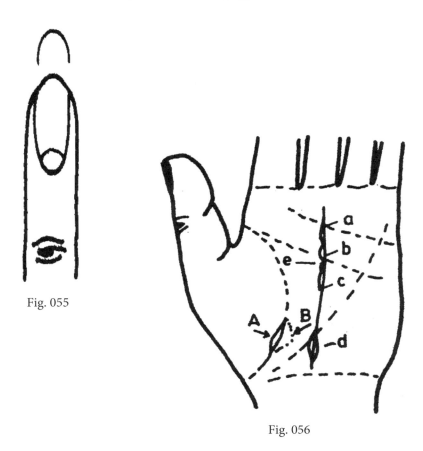

Fig. 055

Fig. 056

CEFALALGIA: muitas linhas finas na parte mediana da Linha da Cabeça, com fortes dores de cabeça (Fig. 057 e Fig. 058). Uma grande ilha na Linha da Cabeça indica afecções cerebrais hereditárias e também que algum antepassado pode ter morrido de arteriosclerose ou de paralisia. Se examinadas as Fig. 059 e Fig. 060, podemos ver em qual áreas se revelam a predisposição a lesões de cabeça. A causa das cefaleias na maioria das vezes é o estômago.

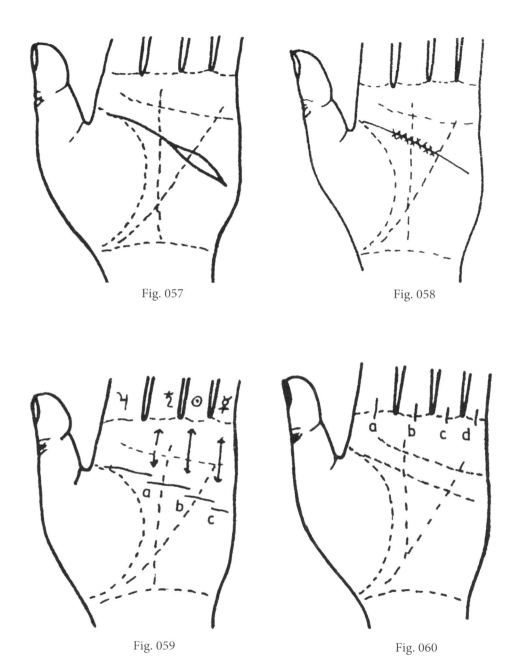

Fig. 057

Fig. 058

Fig. 059

Fig. 060

CÉREBRO: ponto vermelho no Monte de Mercúrio e no Monte de Apolo, coberto de manchas e linhas, são sinais indicativos de demência mental. (Fig. 061). Um brilho metálico esbranquiçado me mesmo lugar indica debilidade mental (Fig. 062). Uma grande ilha na Linha da Cabeça, debaixo do dedo anular, cujos extremos divididos se cruzam, indica uma diminuição do tamanho do cérebro, possivelmente um antepassado sofreu desta doença. A enfermidade não é marcante depois de transcorridos muitos anos; enquanto os sintomas são de fortes dores de cabeça (Fig. 063). Um ponto azul no centro da Linha da Cabeça indica sintomas de febre cerebral, ou melhor, febre no sistema cerebral (meningite).

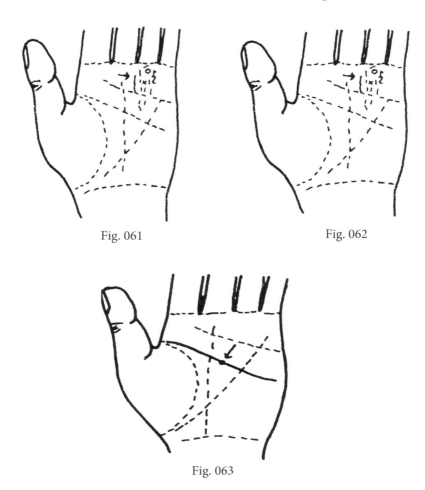

Fig. 061 Fig. 062

Fig. 063

Circulação: unhas pálidas ou azuladas; pela azulada; veia azulada no dorso da mão e mudanças de cores nas linhas da mão indicam problemas circulatórios.

Cólica: Linha do Coração com grande número de pequenos semicírculos e correntes ou encontro de várias linhas debaixo do Monte de Saturno indica propensão a cólicas. (Fig. 064 e Fig. 065)

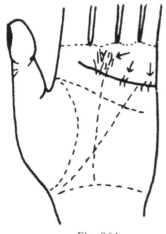

Fig. 064

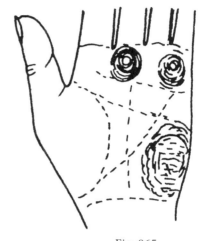

Fig. 065

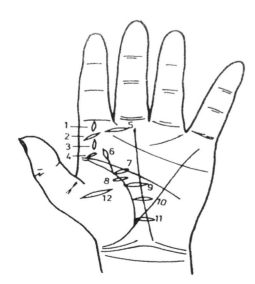

Fig. 066

Cólica com prisão de ventre: uma pequena ilha entre o começo da Linha da Vida e a cabeça indica problemas como constipação intestinal. (Fig. 066)

CONCREÇÃO (CAMADAS INCRUSTANTES DE TECIDO EM ÓRGÃOS): quando as mãos e os dedos são duros e encurvados existem sempre concreção em algum órgão no corpo.

CONTINÊNCIA: (Fig. 067)

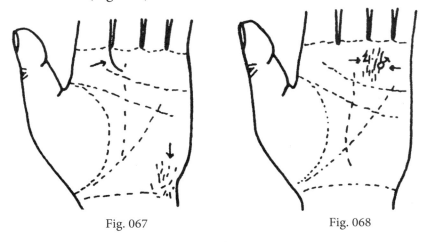

Fig. 067   Fig. 068

CORAÇÃO: linha entrelaçada no Monte do Sol indica diversas afecções cardíacas. (Fig. 068)

Pequenas e súbitas curvaturas na Linha do Coração ou breves linhas paralelas indicam insuficiência valvular. (Fig. 069 e 070)

Linha Hepática avermelhada não é, a princípio, indicação de palpitações. (Fig. 071)

Uma quantidade significativa de pequenos semicírculos ao longo da Linha da Vida indica predisposição aos espasmos cardíacos.

Pontos ou manchas azuladas na Linha do Coração também indica espasmos cardíacos. (Fig. 0.65)

Linhas do Coração quebradas ou excessivamente largas, traço curto, vertical na Linha do Coração indica cardiopatia organicamente congênita.

A Figura 071 mostra os sinais de propensão à cardiopatia hereditária.

Se a Linha do Coração termina subitamente, debaixo do Monte de Saturno, indica morte por cardiopatias. Os sinais da Figura 074 indicam debilidade do coração.

Os sinais da Figura 075 indicam debilidade física hereditária na juventude. A Figura 076 indica as quebras características da debilidade física na juventude, porém congênita. A Figura 077 também indica sinais de debilidade física, mas na idade madura.

Quando a Linha da Vida se apresenta com muitos pontos, cruzes ou linhas capilares cruzadas, indica dores agudas cardíacas ou cardiopatias. (Fig. 078). Quando se juntam, as linhas da vida e as do estômago ou hepática indica que o coração está debilitado.

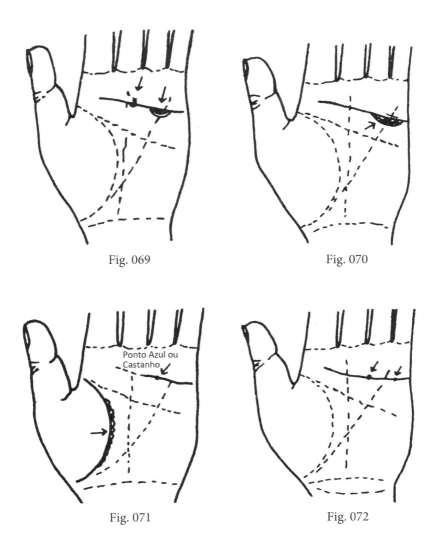

Fig. 069

Fig. 070

Fig. 071

Fig. 072

74 | Quirodiagnóstico e Análise Podal

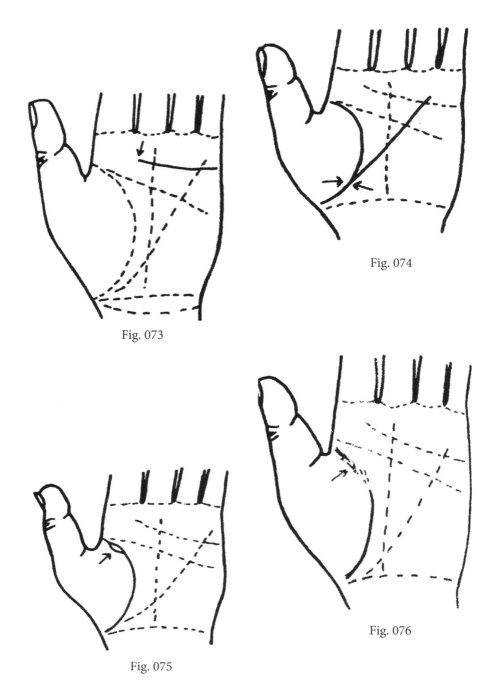

Fig. 073

Fig. 074

Fig. 075

Fig. 076

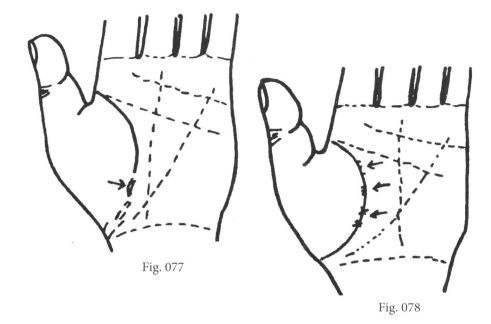

Fig. 077

Fig. 078

Dentes: depressões ou pontos na Linha do Coração, exatamente debaixo do dedo médio, indica infecções provocadas por próteses dentárias. (Fig. 079)

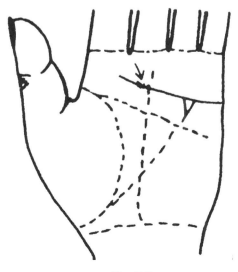

Fig. 079

DIGESTÃO: Linha do Estômago ou Hepática múltipla e quebrada, indica afecções abdominais, especialmente no fígado. Linha do Estômago ou Hepática fina, pálida ou de várias cores, com manchas pequenas e muitas linhas capilares ou que a cortam, assim como grandes números de pequenas linhas capilares na Linha da Cabeça, indica desordens digestivas e intestinais. (Fig. 080 e 081)

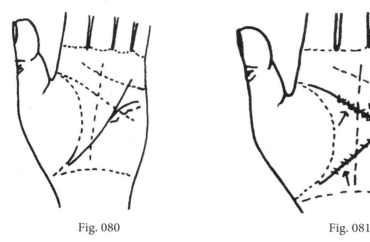

Fig. 080   Fig. 081

EPILEPSIA: Linha da Cabeça demasiadamente curta ou larga e grossa, que tem uma grande tendência a se dirigir para o Monte da Lua, assim como a Estrela no Monte de Saturno e ramas na base da articulação flexora da raiz do dedo médio, indica espasmos epiléticos. (Fig. 082)

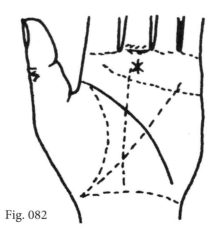

Fig. 082

Estômago: muitas linhas pequenas e finas entre a Linha da Cabeça e do Coração indica irritação estomacal (Fig. 083). Se tiver ilha hereditária na Linha do Estômago ou nodosidade no dedo médio temos a mesma indicação.

Linha e ranhuras curtas debaixo da Linha do Coração (bem abaixo) exatamente debaixo do dedo médio, indica distúrbios no estômago, principalmente no fígado. (Fig. 084.15 e 085.4)

Quando o começo da Linha da Vida se junta à Linha da Cabeça, formando unicamente uma fina linha sobreposta, indica problemas hereditários de estômago e de fígado. (Fig. 086 e Fig. 087)

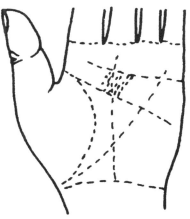

Fig. 083

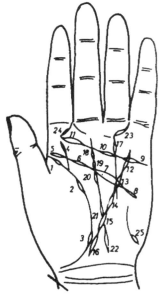

Fig. 084

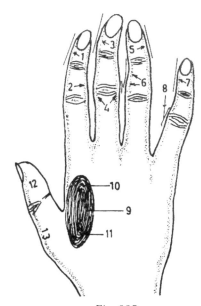

Fig. 085

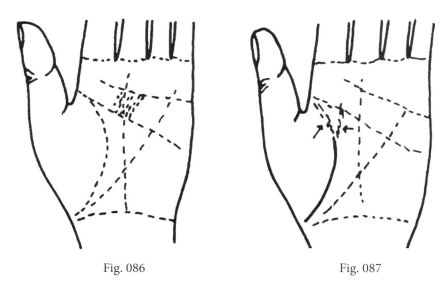

Fig. 086   Fig. 087

FEBRE: pequenas linhas que vão desde o monte superior de Vênus até a Linha da Vida indica afecções febris, sarampo, gripe, etc. (Fig. 088 e 089)

Ponto azul e ramificação que parte da Linha Hepática ou do Estômago e termina no Monte de Marte indica febre intestinal. Uma série de linhas finas que cobrem a palma da mão indica predisposição a febres em geral. (Fig. 090)

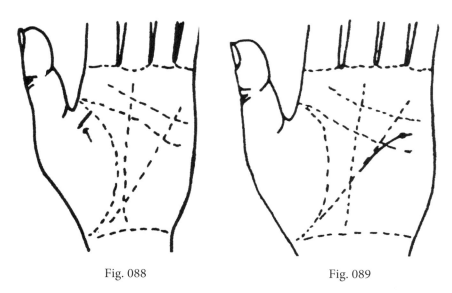

Fig. 088   Fig. 089

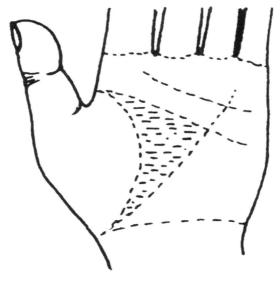

Fig. 090

FÍGADO: pele amarelada ou marcada com manchas amarelas, linhas com ramas em forma de franja na articulação flexora, base ou raiz do dedo indicador, indica afecções de fígado e intestinos. (Fig. 091)

Indica o mesmo, só que com mais intensidade, se a Linha Hepática ou do Estômago estiver cortada ou partida. Intestino lento com gases. (Fig. 092)

Uma ilha na Linha Hepática indica o mesmo, por indicar que as afecções do fígado são de origens hereditárias. (Fig. 093.12)

Também indica o mesmo se a Falangeta do dedo indicador da mão direita estiver curvada. (Fig. 094.1)

A ausência da parte central da Linha Hepática ou do Estômago, em ambas as mãos, indica debilidade do fígado. (Fig. 095 e 096)

A Linha da Cabeça forma um grande triângulo, nítido no final da linha. Se existem ramificações, estas indicam fortes inflamações do fígado, hepatite (Fig. 097). Muitas ramificações na parte superior e final da Linha do Coração indica alguma obstrução no fígado (hepatopatia).

80 | Quirodiagnóstico e Análise Podal

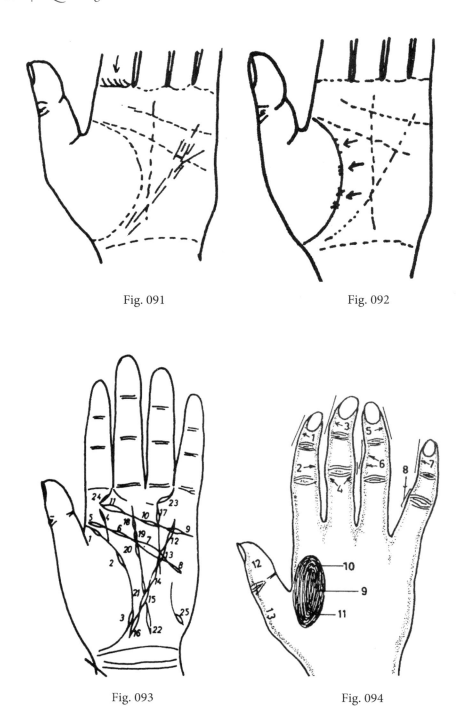

Fig. 091

Fig. 092

Fig. 093

Fig. 094

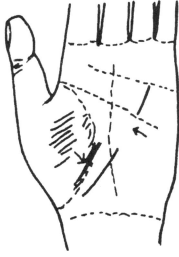

Fig. 095

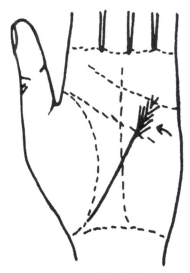

Fig. 096

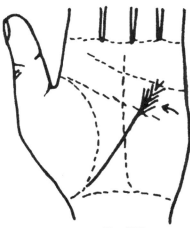

Fig. 097

Fluxo branco: idêntico aos sinais que indicam blenorragia (gonorreia). (Fig. 098)

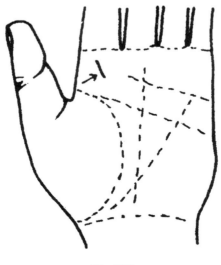

Fig. 098

Fossas nasais: uma ilha na vertical, debaixo da raiz do dedo indicador, indica predisposição à formação de catarros nas fossas nasais. (Fig. 099)

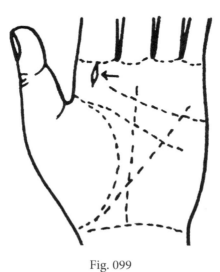

Fig. 099

Garganta: vermelhidão no final Linha da Cabeça; pequenas linhas verticais entre as linhas da Vida e da Cabeça; linhas bifurcadas no Monte de Marte indicam doenças de garganta. (Fig. 100)

Uma ilha vertical nos montes de Júpiter e de Saturno (Fig. 101) indica problemas nas amígdalas.

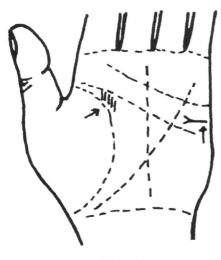

Fig. 100

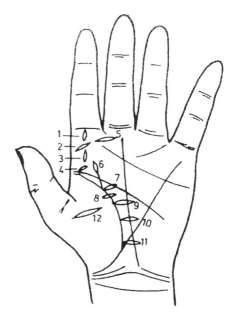

Fig. 101

GENITAIS: um círculo ou uma letra "d" no meio do quadrado formado pelas linhas do coração, destino, cabeça e hepática ou estômago indica intensas dores nos genitais. (Fig. 102)

Na Figura 103.1 podemos ver a Doença de Peyronie e problemas de ereção, o pênis está ficando torto.

A Figura 104 mostra o desejo sexual hiperativo, compulsão por masturbação e sexo diário, levando a patologias como ninfomania.

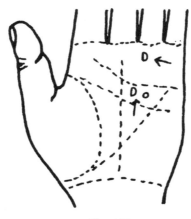

Fig. 102

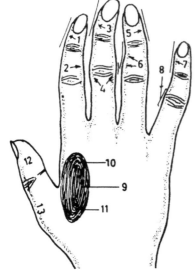

Fig. 103

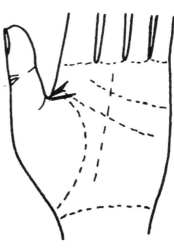

Fig. 104

Glândulas: uma cruz muito pequena perto de outra cruz maior, entre o começo da Linha da Vida e Linha da Cabeça, indica afecções na glândula tireoide. (Fig. 105)

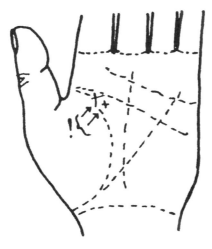

Fig. 105

Gravidez: linha que nasce na raiz do dedo indicador e se encontra numa diminuta ilha indica uma gravidez extrauterina (Fig. 106). Ou abaixo do dedo mínimo com as mesmas características.

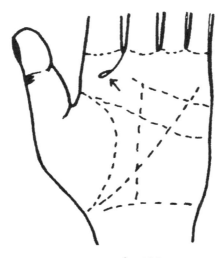

fig. 106

HEMOFILIA: ver sangue.

HEMORRAGIAS: pequenas linhas oblíquas de intersecção na articulação flexora, base ou raiz do dedo mínimo, indica, na mulher, fortes hemorragias. Este sinal também só aparece nos momentos da menstruação muito dolorosa. (Fig. 107)

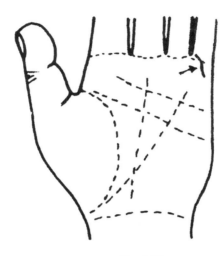

Fig. 107

HERPES: linhas longitudinais com espessamentos ao longo das unhas (Fig. 108) indica impurezas no sangue e herpes. Cada dedo que tenha estas linhas nas unhas indica o lugar determinado de onde é localizado as citadas impurezas sanguíneas.

- Dedo polegar: as impurezas se encontram na cabeça.
- Dedo indicador da mão direita: as impurezas se encontram no fígado.
- Dedo indicador da mão esquerda: as impurezas se encontram no baço.
- Dedo médio: estômago e ducto intestinal.
- Dedo anular: nos rins.
- Dedo mínimo: nos órgãos sexuais.

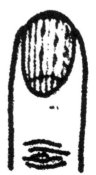

Fig. 108

Histerismo: ver neurastenia.

Impotência: um pequeno círculo (anel) no Monte do Sol (Apolo), ou entre ele e o Monte de Mercúrio, perto da Linha do Coração, indica impotência dos genes (células fracas).

Ligamentos (articulações): linha com um centímetro de comprimento, que está obliquamente na raiz do dedo indicado e no Monte de Júpiter, indica relação com problemas de articulações. (Fig. 109)

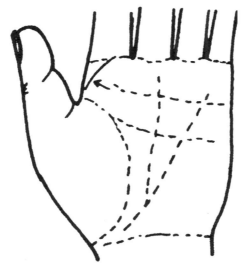

Fig. 109

Loucura: a Linha da Cabeça dividida em duas, debaixo do Monte de Saturno, na mão direita, indica predisposição à loucura (Fig. 110). Na mão esquerda indica que a predisposição não é grave, isso se só aparecer na idade de 30 anos. (Fig. 111)

Se na Linha da Cabeça existe uma ilha, indica que a predisposição à loucura é hereditária. Se ela se cruzam no Monte de Júpiter, indica agitação dos nervos da cabeça. Estrela no Monte de Saturno indica lesões corporais por acidente. Uma grade no Monte de Apolo (Sol) indica obsessão mental. Estrela no Monte de Marte indica lesões na cabeça por ação criminosa ou acidente. Uma Estrela no Monte da Lua indica contusão na cabeça por queda. Estrela no Monte de Vênus indica assuntos amorosos trágicos, há consequência de transtornos mentais. Grande ilha na segunda metade da Linha da Cabeça indica fortes dores de cabeça. Linha da Cabeça muito marcada e no Monte da Lua indica melancolia, tédio na vida.

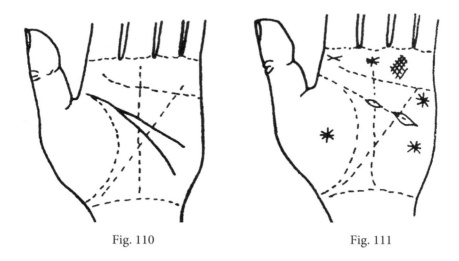

Fig. 110   Fig. 111

MANIA, OBSESSÃO OU TOQUE: Linha da Cabeça que vai para o Monte da Lua muito marcada (Fig. 112), indica tendência a todo tipo de mania, inclusive a religiosa. Pode indicar, também, perseguição, toque e manias de origem hereditária.

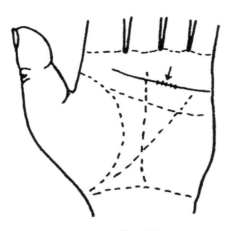

Fig. 112

MEDIUNIDADE: quando a Linha da Fortuna ou do Destino nasce bem marcada, debaixo do Monte da Lua, indica existência de poderes mediúnicos naturais e propensão à clarividência e a sonhos premonitórios (fisiológicos ou hipnóticos). Se a mão tem todos os sinais representados nas figuras indica que a prática das atividades mediúnicas são muito perigosas para a pessoa. Deve-se ter um preparo rígido, educação mediúnica e praticar a reforma íntima para poder exercer a mediunidade. (Fig. 113 e 114)

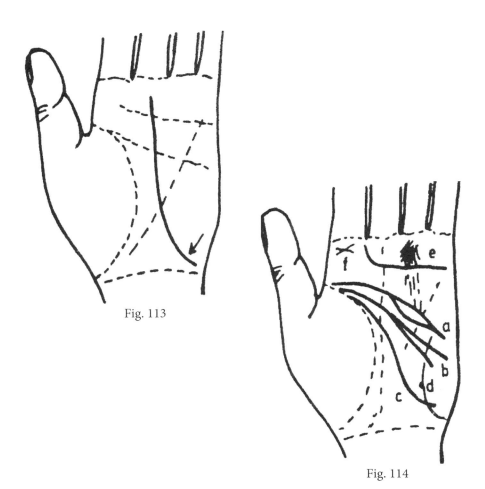

Fig. 113

Fig. 114

MEDULA: o Cinturão de Vênus, quando aparece na horizontal, por toda a mão e chegando até a borda, indica problemas na medula. Observe também as unhas, com pontas muito arqueadas para fora (Fig 115). Sinal de debilidade na medula espinhal. (Fig. 116)

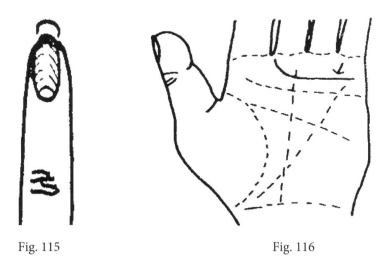

Fig. 115   Fig. 116

MELANCOLIA: Linha da Cabeça muito remarcada no Monte da Lua que, além de ser muito grande, indica estados melancólicos. (Fig. 117)

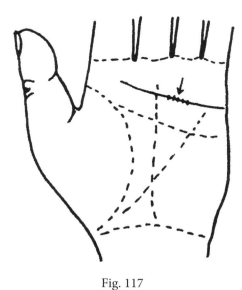

Fig. 117

Meningite: Linha do Coração fina e fraca, com forte vermelhidão, indica meningite. Quando a mesma linha se bifurca largamente em duas, chegando à base ou à raiz do dedo indicador e a outra no dedo médio, indica sintomas de meningite. (Fig. 118)

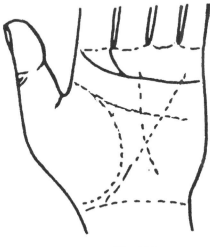

Fig. 118

Morte: quando a Linha da Vida termina bruscamente na metade, indica morte repentina. (Fig. 119)

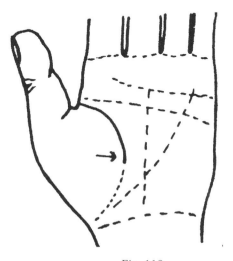

Fig. 119

NARIZ: ilha vertical e direta no Monte de Júpiter (Fig. 120.3) indica afecções no nariz. Uma ilha muito pequena ao final da Linha da Cabeça, debaixo do Monte de Apolo ou de Mercúrio (Fig. 120.8), indica uma propensão hereditária a sofrer de problemas nasais.

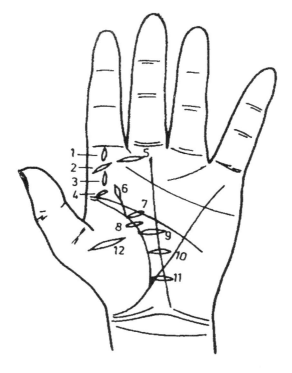

Fig. 120

NERVOS: Linha do Destino ou da Fortuna muito quebrada no final, no Monte de Saturno ou com Triângulo disforme e truncado sobre esse Monte, debaixo do dedo médio, indica sofrimentos de enfermidades nervosas e problemas no sistema nervoso (Fig. 121 e 122). Uma série de linhas inclinadas sobre o Monte da Lua indica nervos muito estimulados devido à intoxicação por uso de drogas.

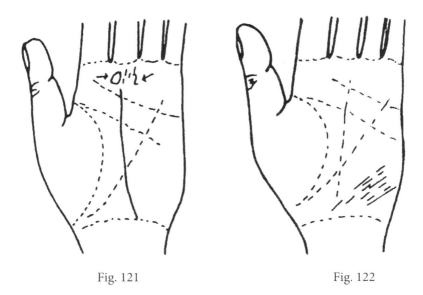

Fig. 121   Fig. 122

Neurastenia: o Cinturão de Vênus, simples, múltiplo, sempre quebrado ou proporcional aos volumes do Monte de Vênus ou o da Lua muito desenvolvido, assim como a Linha Hepática de coloração vermelha ou bem avermelhada no início, indica tendências à neurastenia e também ao histerismo. (Fig. 123)

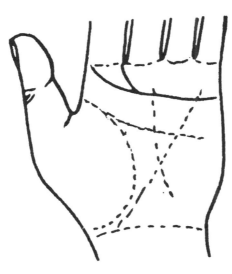

Fig. 123

Nutrição: além das unhas, veja os sinais correspondentes ao fígado, rins, baço e coração, que indicam desordens na nutrição. (Fig. 124)

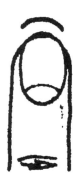

Fig. 124

Oftalmia: estrela, ponto avermelhado na Linha da Cabeça, círculo ou pontos vermelhos na raiz do dedo anular indicam oftalmia por lesão (Fig. 125 e 126). Se no final da Linha da Cabeça tem pontos vermelhos ou meia estrela, indica oftalmia por inflamações. Um ponto roxo no centro da Linha do Coração indica afecções oftálmicas. O mesmo ponto em azul indica febre cerebral nervosa. (Fig. 127)

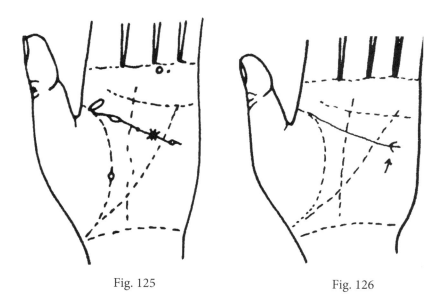

Fig. 125　　　　　　　　　　Fig. 126

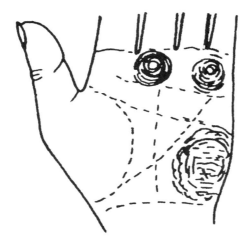

Fig. 127

Olhos (veja oftalmia): ilha na Linha da Cabeça, próxima do nascimento da Linha da Vida, indica problemas nos olhos. (Fig. 128)

Olfato: uma ilha na Linha da Cabeça, junto ao Monte de Marte, indica predisposição a problemas com o olfato (nariz). (Fig. 128)

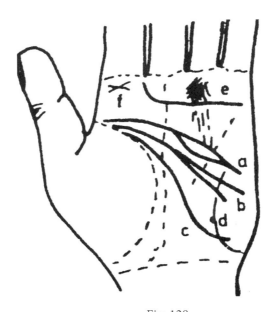

Fig. 128

OPERAÇÕES: sinais como os da Figura 129 indicam que a pessoa fará uma cirurgia durante o decorrer do ano.

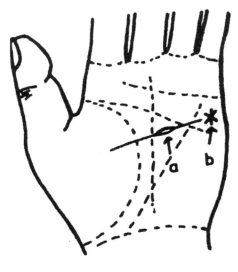

Fig. 129

Ossos: unhas fracas e finas (Fig. 130) indicam fraqueza dos ossos.

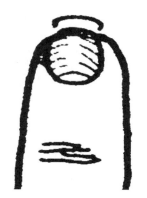

Fig. 130

Ouvidos: ilha horizontal na Linha da Cabeça, no centro da linha, indica debilidade nos ouvidos (Fig. 130). Uma ilha horizontal no Monte de Júpiter indica afecções nos ouvidos (Fig. 132.2). Pequena ilha na Linha da Cabeça, debaixo do Monte de Saturno (Fig. 133.6), indica o mesmo, assim como uma mancha ou pontos marrons no Monte de Vênus.

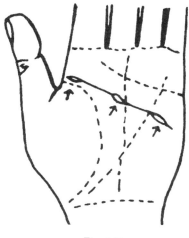

Fig. 131

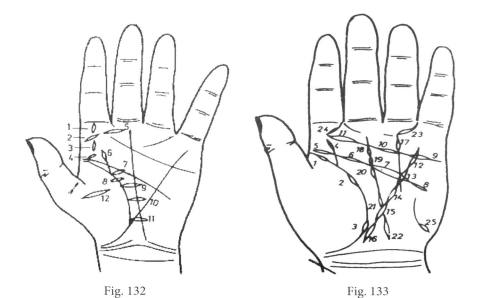

Fig. 132   Fig. 133

OVÁRIO: Linha da Vida terminando no Monte da Lua, passando por cima da parte média da raiz da mão, indica problemas ovarianos constantes. (Fig. 134)

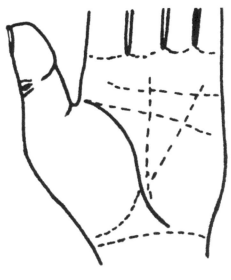

Fig. 134

PARALISIA: as cores das linhas são alternativamente vermelhas e pálidas. Nas unhas também se alternam as mesmas cores. A Linha do Coração, que vai de lado a lado da mão e não está unida no seu final com a Linha da Cabeça e da Vida, ou quando a Linha do Coração vai para o Monte de Marte, com formação de ramificações, isso indica predisposição a paralisias. Se houve estrelas dentro do Anel de Saturno e outra estrela entre os Montes de Marte e da Lua, indica predisposição a paralisias e morte repentina. O mesmo vale para unhas que estão curvadas para fora. (Fig. 135 e 136) e (Fig. 137)

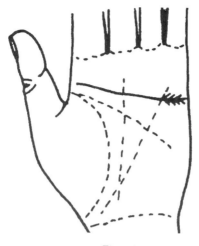

Fig. 135

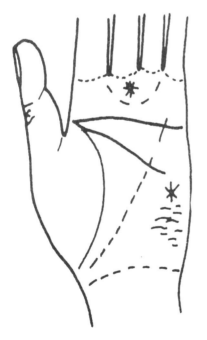

Fig. 136

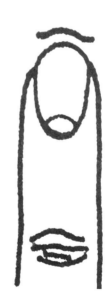

Fig. 137

PARASITAS: divisão da Linha da Fortuna ou Destino, de uma pequena linha, debaixo da Linha da Cabeça, indica a existência de parasitas no corpo (Fig. 138). Se houver pruridos no nariz ou as unhas estiverem divididas em forma de escamas, também há indícios de parasitas. (Fig. 139)

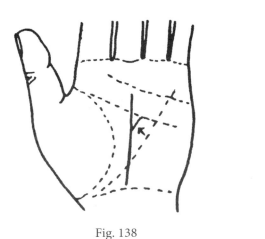

Fig. 138

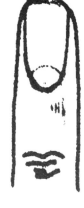

Fig. 139

PARTO: primeira Linha do Bracelete (punho), muito arqueada para a metade da mão, indica parto laborioso (Fig. 140). Se aparecer uma linha baixa em semicírculo entre os dedos indicador e médio, formando uma curvatura ao final, indica predisposição ao parto distócico. (Fig. 141)

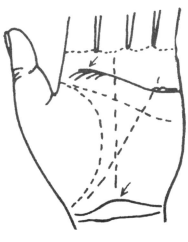

Fig. 140

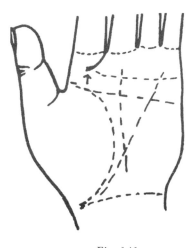

Fig. 141

Pelos (cabelo): Monte de Júpiter de tamanho exagerado indica queda de cabelo (Fig. 142)

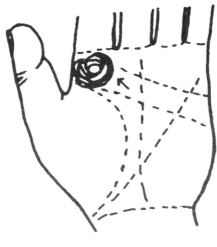

Fig. 142

Pernas: encolhimento da parte inferior da falange da palma no dedo anular indica debilidade nas pernas.

Pleurisia: se o Monte de Júpiter é muito plano, vários pontinhos na Linha da Cabeça e forte vermelhidão no início da mesma, indica problemas na pleura.

Prisão de ventre: vários pontos na Linha Hepática ou do Estômago ou quando temos uma forte coloração vermelha no extremo da Linha da Vida acusa prisão de ventre. Outro sinal significativo diz respeito à Linha do Coração, quando está quebradas várias vezes ou está muito fina: propensão a prisão de ventre e, por consequência, hemorroidas e fissuras anais. (Fig. 143)

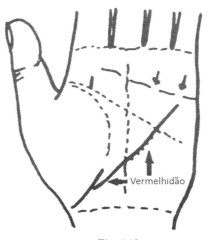

Fig. 143

Pulmão: linha que sai da Linha da Vida, sobe para o Monte de Júpiter e forma uma ilha, indica afecções pulmonares (Fig. 144). Dureza ou maciez do músculo no dorso da mão, entre a raiz do dedo polegar e o indicativo, indica vigor ou debilidade pulmonar. (Fig. 145)

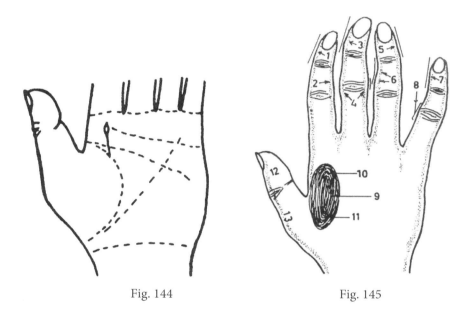

Fig. 144   Fig. 145

Pus: coloração esverdeada nas unhas indica a existência de pus nos músculos e no sangue.

Quedas: quando a Linha da Cabeça desce em curva até o Monte da Lua, indica predisposição a vertigens e a labirintites com quedas (Fig. 146). Quando as unhas são fortes e vermelhas indica escassez de sangue no cérebro e congestão cerebral.

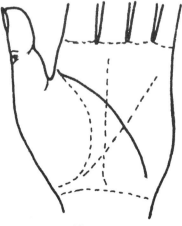

Fig. 146

Raiva (ira): a falangeta digital do polegar quando grossa, curta e larga (Fig. 147) indica raiva. O chamado polegar bruto indica predisposição a ser vítima de crise de raiva e ira furo.

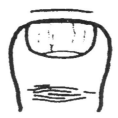

Fig. 147

Reto (anus): o sinal destacado na Figura 148.17 indica problemas na ampola retal e no esfíncter anal.

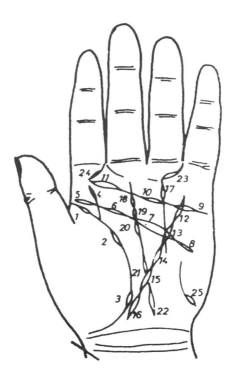

Fig. 148

Resíduo: dureza nas mãos e espessamento dos dedos, nodosidades artríticas. Também as pessoas corpulentas tendem quase sempre a aglomerar resíduos nas juntas (ácido úrico).

Reumatismo: duas linhas verticais cortando entre o dedo indicador e o anular, com um Monte da Lua de grande predominância, indica tendência ao reumatismo. (Fig. 149)

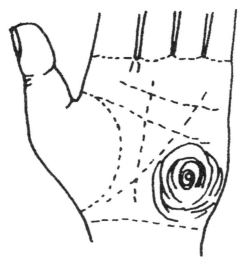

Fig. 149

Rim: um quadrado no cume do Monte da Lua ou uma Linha Hepática com súbita quebras e ainda com as unhas renais, indica afecções nos rins (Fig. 150, 151 e 152.13)

Manchas roxas nas mãos quentes indica desordem nos rins e no coração, porém são problemas momentâneos. Unhas curtas com forte flexão transversal (Fig. 153, 154, 155 e 156), indica predispõem à hemorragia renal.

Pontos pálidos na Linha do Coração, debaixo do dedo anular (Fig. 157) e ilha na Linha Hepática (Fig. 158.13), indica a presença de cálculos renais.

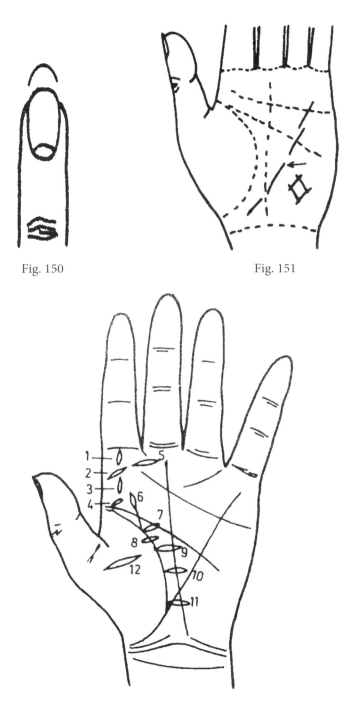

Fig. 150

Fig. 151

Fig. 152

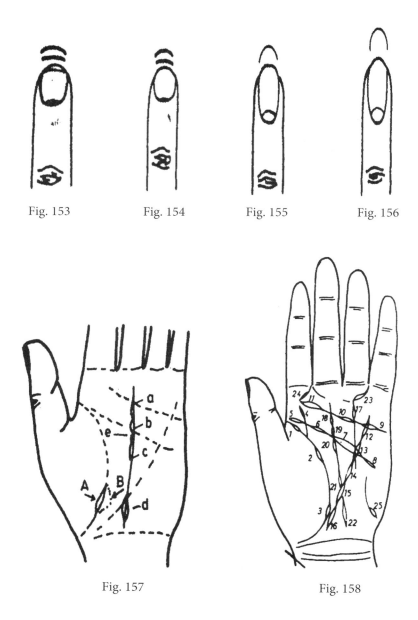

Fig. 153   Fig. 154   Fig. 155   Fig. 156

Fig. 157   Fig. 158

SANGUE: duas ilhas que formam um 8 na posição horizontal, na parte inferior da Linha da Vida, na direção do Monte da Lua, indica forte hemorragia. (Perda de sangue acentuada). (Fig. 159)

Unhas pálidas, pele branca, linhas pálidas indicam pobreza de sangue e entupimento de vasos sanguíneos.

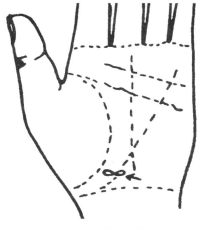

Fig. 159

SEXO: pontos roxos sobre linhas em forma de ramos no Monte de Vênus indica doenças sexuais em geral (Fig. 160). Se no princípio da Linha do Coração tiver buracos, pontos roxos, se alinha estiver com fendas, quebradas ou em forma de correntes ou se tiver pequenas linhas curvas que cruzam a Linha do Coração e uma vermelhidão especial acentuada frente às outras linhas, dedo mínimo curvado e Monte de Vênus plano tudo isso são dados indicativos de debilidade sexual. Se a Linha do Coração e a Hepática são largas, vermelhas e bem desenhadas, indica vigor sexual. (Fig. 161)

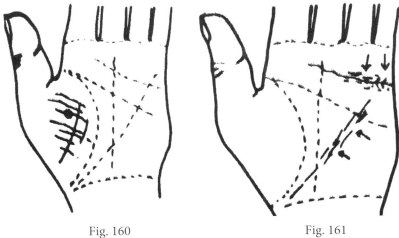

Fig. 160   Fig. 161

TÉDIO: Linha da Vida muito larga e curvada para cima do Monte da Lua e terminando por cima desta, indica tédio, tristeza na vida e predispõe ao suicídio. Indica o mesmo se a falange da palma do dedo polegar e do dedo médio estiverem cobertas por linhas transversais. (Fig. 162)

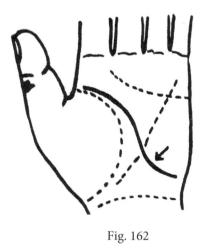

Fig. 162

TESTÍCULOS: Linha do Coração, no seu início, com muita formação de correntes, ramificadas e ocupada por algumas linhas semicirculares, indica orquite e afecções dos testículos em geral. (Fig. 163 e 164)

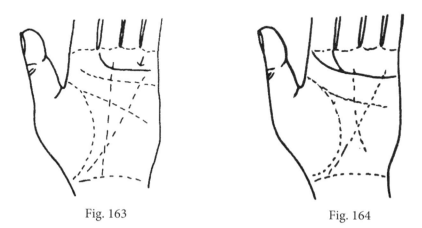

Fig. 163   Fig. 164

TIMIDEZ: suor constante em toda a palma da mão indica introspecção, introversão.

TUBERCULOSE: ilhas no final da Linha do Coração, debaixo do Monte de Júpiter, na altura do dedo ou fraqueza nos músculos do dorso da mão, indicam tendência à tuberculose (Fig. 165). Unhas tuberculosas indicam predisposição herdada a tuberculoses pulmonares (Fig. 166.11), assim como Linha da Cabeça curta, terminando na altura (debaixo) do dedo médio, também (Fig. 167). Vermelhidão da Linha Hepática, de onde cruza com a Linha da Cabeça ou um grande número de linhas e sinais desfavoráveis no Monte de Júpiter indicam propensão a contrair a doença. (Fig. 168.4)

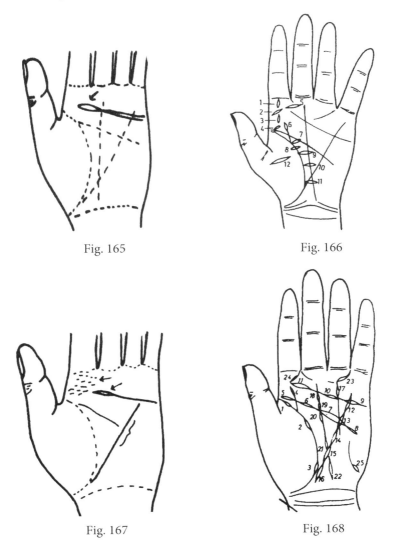

Fig. 165

Fig. 166

Fig. 167

Fig. 168

TUMEFAÇÃO (INFLAMAÇÃO): linhas do coração excessivamente cheias de ramificações no princípio indica inflações, inchaço do coração, problemas relativos às veias e aos músculos. (Fig. 169)

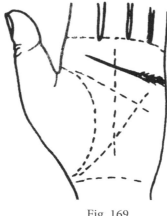

Fig. 169

ÚTERO: falange distal do dedo mínimo curvada para dentro em direção ao dedo anular indica queda do útero (Fig. 170.7). Rigidez e espessamento no dedo indicador, de nodosidade ou articulações que estão entre as falange e falangeta deste dedo, indica transtornos no útero (flexão, metro eclâmpsia). (Fig. 171.8)

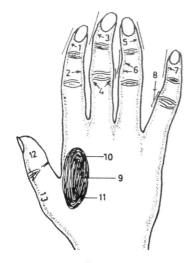

Fig. 170

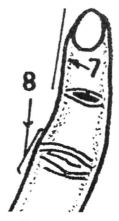

Fig. 171

Veneno: Linha de Netuno na posição horizontal indica veneno no organismo, de origem herdada ou por toxinas medicinais. (Fig. 172 e 173)

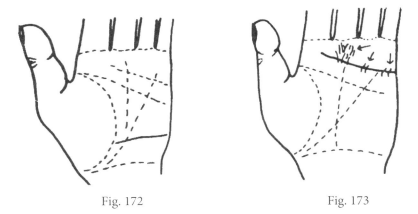

Fig. 172   Fig. 173

Vertigem: veja queda, labirintite.

Vômito: linha em forma de semicírculo, pálida, que nasce entre a base do Monte de Mercúrio e do Monte de Apolo e termina entre as bases dos montes dos dedos indicadores e de Saturno. Muitas linhas pequenas, curtas e finas, que se encontram entre a parte inferior do Monte da Lua e do punho, indicam vômitos e pequenas doenças. (Fig. 174)

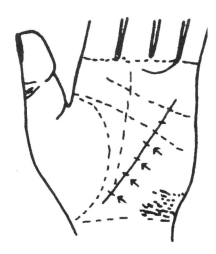

Fig. 174

Capítulo 6

Análise geral das mãos

A Quirologia é uma técnica do futuro que tem no Quirodiagnóstico uma ferramenta ideal e fácil de se usar por qualquer área da saúde. Os exercícios apresentados neste livro, com informações reais e práticas, vão servir de base para você treinar mais sobre essa fantástica Ciência.

Com a prática, você vai poder utilizar a Arte da Quirologia para ajudar seus atendidos, familiares, amigos e a si mesmos a identificar as possíveis doenças e buscar ajuda dos profissionais da área de saúde, para, assim, poder ter uma vida longa e com muita saúde.

Cada área das mãos corresponde a órgãos, glândulas e estruturas específicas do corpo, pressionando-as, temos o que chamamos de reflexologia das mãos. A vantagem dessa técnica é que ela pode ser praticada em qualquer lugar ou situação: em pé, na pausa para o café, etc. Além disso, a prática é extremamente benéfica, induz ao relaxamento, estimula o sistema imunológico, auxilia na eliminação de toxinas, melhora a circulação e as funções mentais, aumenta os níveis de energia e muito mais.

Com base em tudo que foi apresentado anteriormente, veja agora alguns detalhes da mão como um todo, que vai fazer você entender um pouco mais de como funciona o Quirodiagnóstico. Repare nos detalhes da Figura 175.

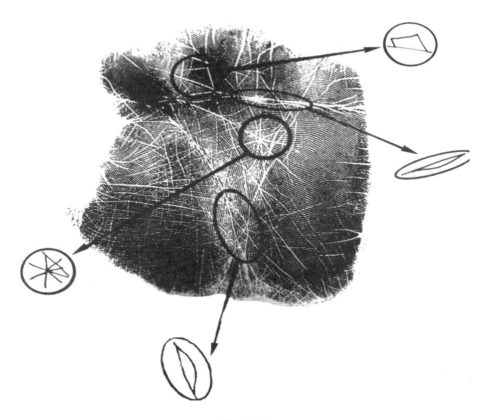

Fig. 175

Deixo em aberto para os futuros quirólogos a pesquisa de novos sinais, com o objetivo da identificação de outras moléstias ou síndromes, visando novas contribuições para a ciência e a Arte da Quirologia.

Os desenhos a seguir são somente para que o leitor se familiarize com as diversas formações de linhas possíveis de se encontrar durante o exame das mãos.

As mãos da Figura 176 têm um caráter informativo para todas as pessoas que desejam ter precisão no Quirodiagnóstico, revelando em que ano acontecerá ou terminará uma determinada enfermidade.

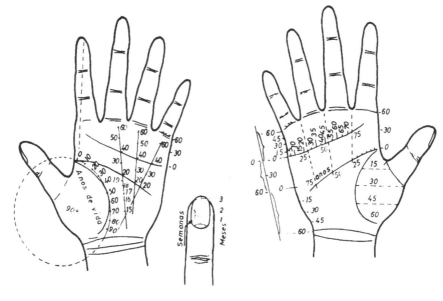

Fig. 176

Para medir os anos de uma maneira ainda melhor, é imprescindível utilizar um transferidor de zero a 180 graus (quirômetro) e uma régua pequena de zero a quinze centímetros, isso ajudará a tirar as medidas e comprovar as divisões em escala, visando a facilitar, proporcionalmente, a orientação e a localização dos fatos levantados durante o Quirodiagnóstico. Dez centímetros equivale a dez anos da vida do indivíduo, assim, usaremos as escalas padronizada e testada ao longo desses anos de trabalho e pesquisa em Quirologia. (Fig. 177)

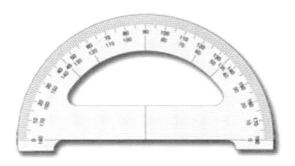

Fig. 177

Espero que com tudo que foi apresentado aqui, e com a leitura complementar do livro *A Ciência da Quirologia*, você já se sinta apto a efetuar um Quirodiagnóstico.

No entanto, com todas essas informações, ficaria muito vago se eu deixasse somente os desenhos para que pudessem buscar as características citadas durantemente todos os capítulos para localizar tudo que foi relatado, então, vamos ver no lado prático, exemplos de borrões e fotos de como realmente funcionam esses aspectos.

Vamos observar e praticar o Quirodiagnóstico. Leia novamente os capítulos "Técnica e regras da Diagnose" e "As Unhas". Isso ajudará você a memorizar, o que é bem útil em uma análise.

Observe as seguintes figuras:

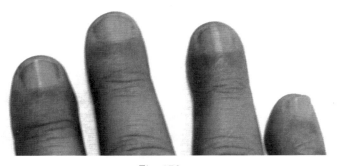

Fig. 178

Na Figura 178 podemos reconhecer que essa mão é do tipo Fogo, e que os dedos e as unhas possuem diversas características. Se observarmos cada unha, teremos ainda mais informações desta pessoa. Faça as devidas anotações que você for encontrando. Isso lhe dará mais desenvoltura em suas análises.

Com essa imagem recordamos na prática o material do primeiro livro.

Vamos agora rever os seguintes tópicos deste volume para analisar as figuras abaixo:

- Nomenclatura.
- A epiderme (pele) da mão.
- Músculos da mão.
- Diagnóstico pelos dedos.

- Diagnóstico pelos Montes.
- Sinais que indicam lesões internas.
- A Quirodiagnose das Enfermidades.

Agora classifique a Figura 179, o que ela lhe revela sobre sua forma?

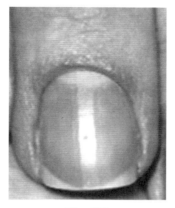

Fig. 179

A Figura 180, com essa forma, o que significa? Analise como se tivesse somente esta unha com esse formato e as outras unhas normais.

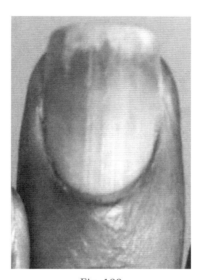

Fig. 180

Na Figura 181, o que significa este formato?

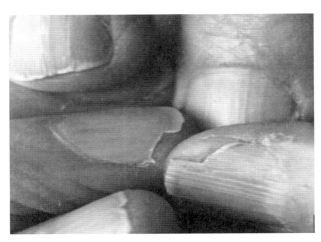

Fig. 181

Se um indivíduo apresentar todas as suas unhas como na Figura182, quais sintomas de afecções podem se manifestar no futuro?

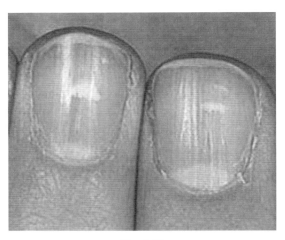

Fig. 182

A Figura 183 apresenta linhas horizontais e formato específico, qual doença ela está manifestando?

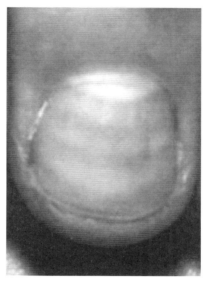

Fig. 183

A Figura 184 apresenta formação de curvatura para baixo. O que isso indica?

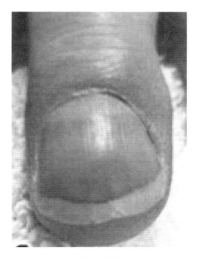

Fig. 184

A Figura 185, pode-se dizer que é normal? Qual o problema que ela apresenta?

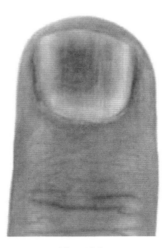

Fig. 185

Na Figura 186 podemos ver o dedo de Mercúrio (mínimo) com linhas verticais. O que significa?

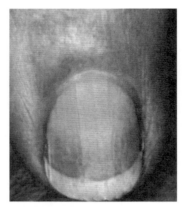

Fig. 186

Na Figura 187 vemos o dedo de Apolo (anular), que também possui linhas verticais. O que representaria se tivesse que examiná-la individualmente?

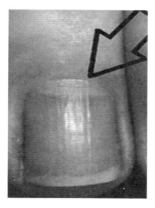

Fig. 187

A Figura 188, que é do polegar da mão direita, apresenta uma unha com descamações e linhas verticais, o que isso lhe informa?

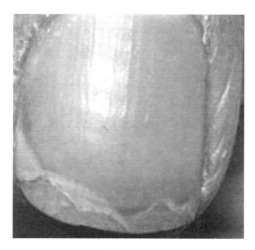

Fig. 188

Observe na Figura 189-A os detalhes da pele. Trata-se de uma mão Elemental, que não possui algumas falanges.

Com a mesma mão da Figura 189-B, analise a palma. O que a falta das falanges implica na vida dessa pessoa? Observe também as poucas linhas que existem nas mãos, sendo que cabeça e coração se apresentam fundidas em uma única linha. Veja a Linha da Vida e não se esqueça de analisar as unhas.

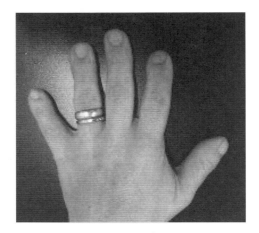

Fig. 189-A

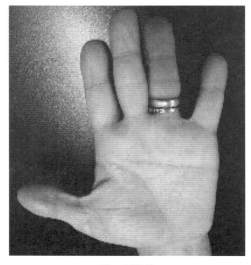

Fig. 189-B

Quando alguém em público acena para você, o que se pode analisar rapidamente dessa pessoa? Veja a Figura 190.

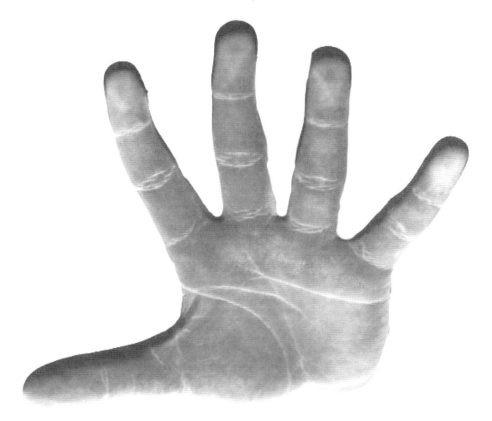

Fig. 190

Depois de analisar as figuras anteriores, vamos ver borrões nelas. Observe que essa tem aspectos dos montes das linhas e sinais que indicam lesões e afecções.

Na Figura 191, podemos ver melhor os montes. As linhas e os sinais que possam indicar afecções.

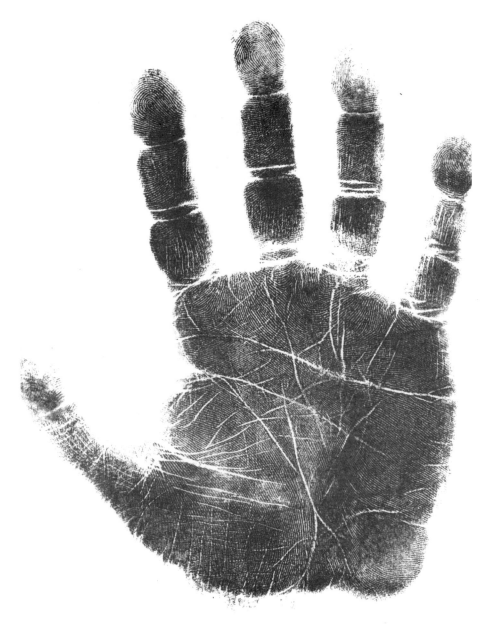

Fig. 191

Veja mais detalhes na Figura 192, com a palma ampliada.

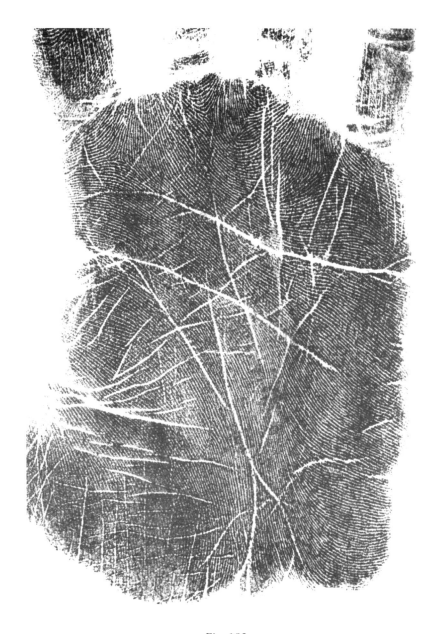

Fig. 192

126 | Quirodiagnóstico e Análise Podal

Você deve analisar a Linha do Coração, da Cabeça, da Vida e um grande número de sinais que encontramos nesta palma, que indicam uma série de problemas de saúde. A mão é de um homem de 45 anos. Tente levantar a maior quantidade de sinais e classificá-los. (Fig. 193)

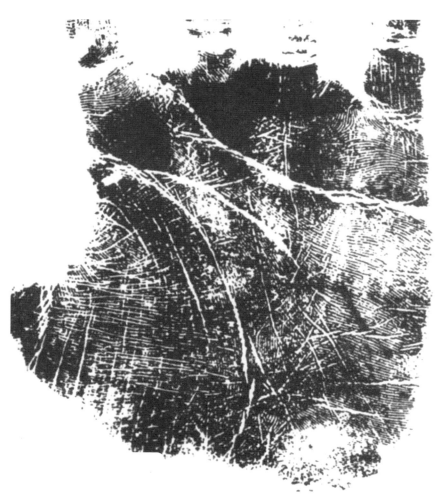

Fig. 193

Na Figura 194 temos as mãos de uma mulher de 29 anos, analise os diversos sinais e o que eles causam na vida dela.

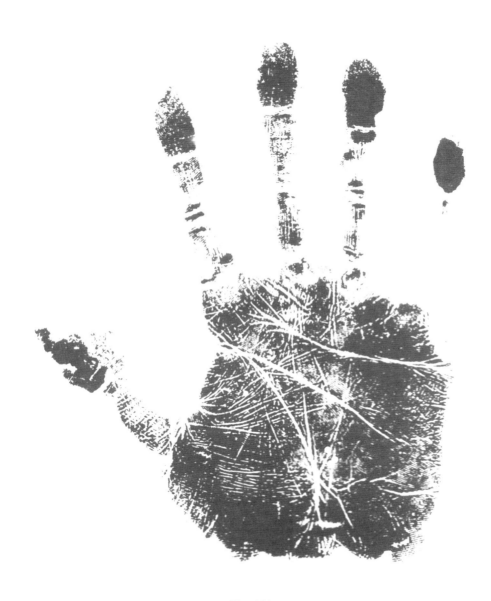

Fig. 194

Agora temos a mão de um homem de 36 anos. (Fig. 195)

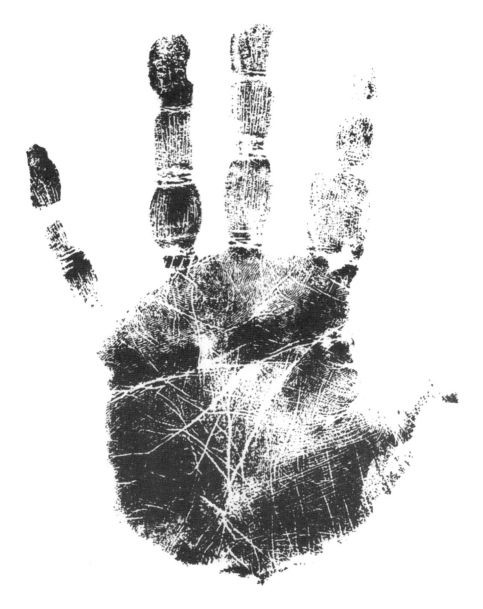

Fig. 195

A seguir a palma da mão esquerda de uma mulher de 48 anos. (Fig. 196)

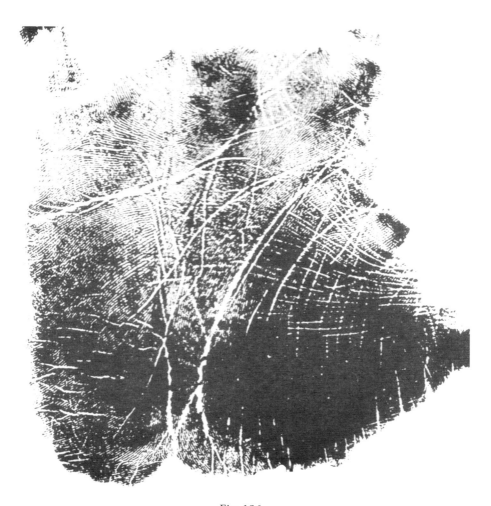

Fig. 196

A palma da mão na Figura 197 é de uma mulher de 32 anos.

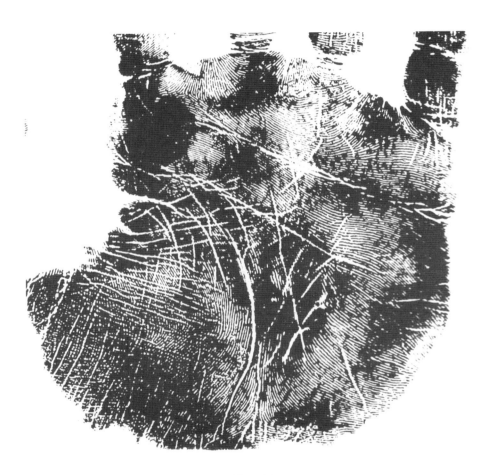

Fig. 197

A próxima imagem é a mão de um homem de 57 anos. (Fig. 198)

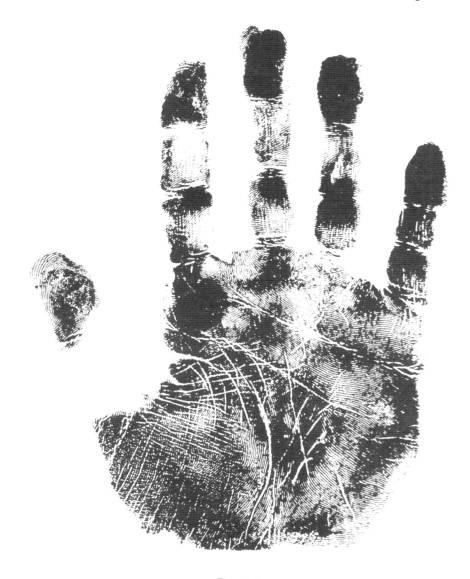

Fig. 198

Já esta imagem é da mão de um homem de 52 anos. (Fig. 199)

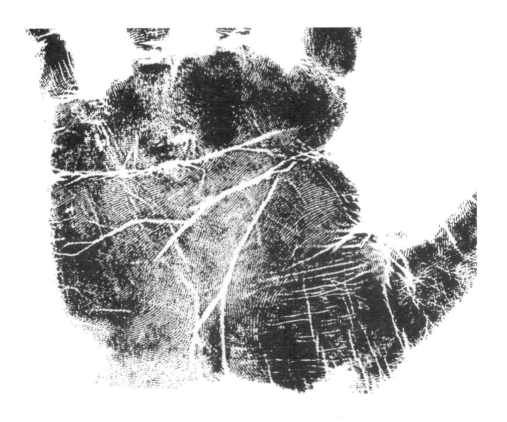

Fig. 199

Aqui temos a mão de uma mulher de 49 anos, acamada há 5 anos. (Fig. 200)

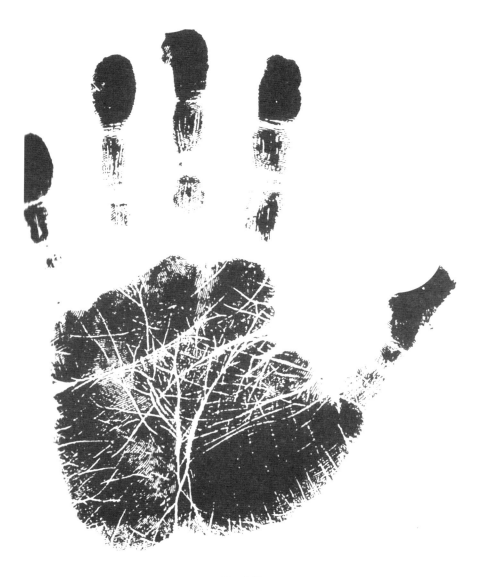

Fig. 200

Mão de um lavrador de 33 anos. (Fig. 201)

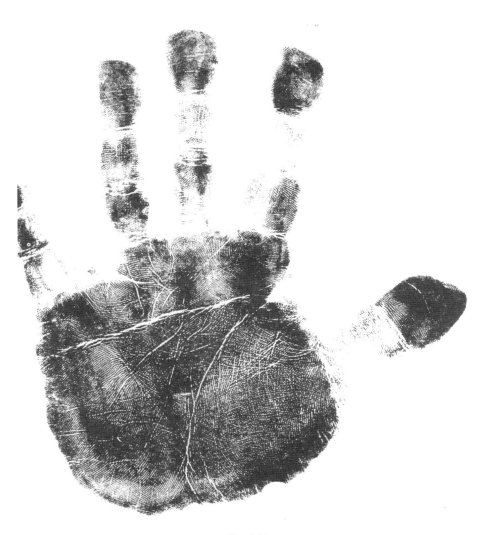

Fig. 201

Mão de uma moça de 28 anos. (Fig. 202)

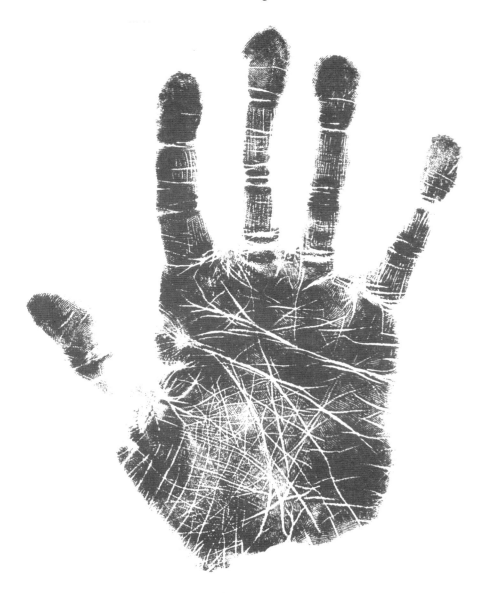

Fig. 202

Mão de um homem de 30 anos. (Fig. 203)

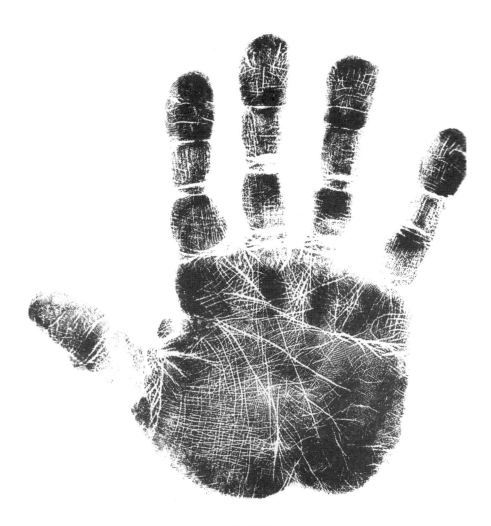

Fig. 203

Mão de uma mulher solteira de 50 anos. (Fig. 204)

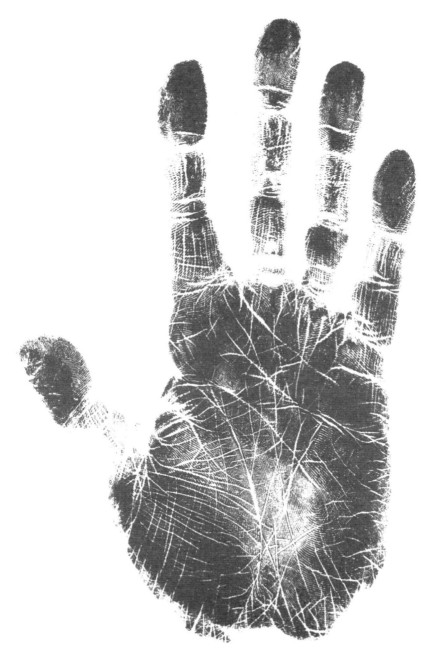

Fig. 204

Mão do médium Chico Xavier, em 1937. (Fig. 205)

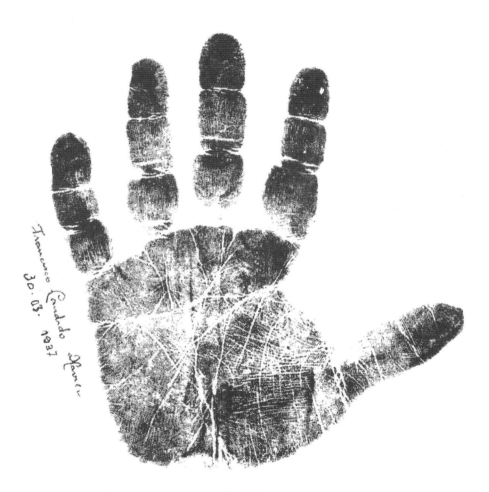

Fig. 205

Compare a palma de um chimpanzé com 4 anos, com as palmas das mãos de seres humanos. (Fig. 206)

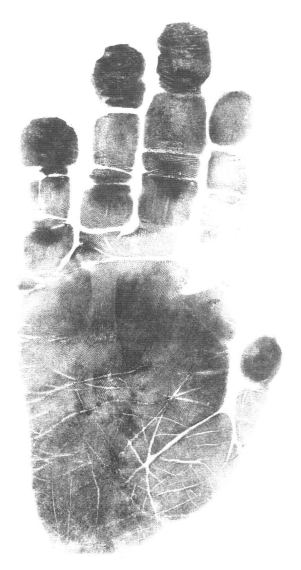

Fig. 206 - Mão de chipanzé

Na Figura 207, temos a palma da mão de um gorila de 6 anos, observe as espessuras das linhas e compare com a Figura 208.

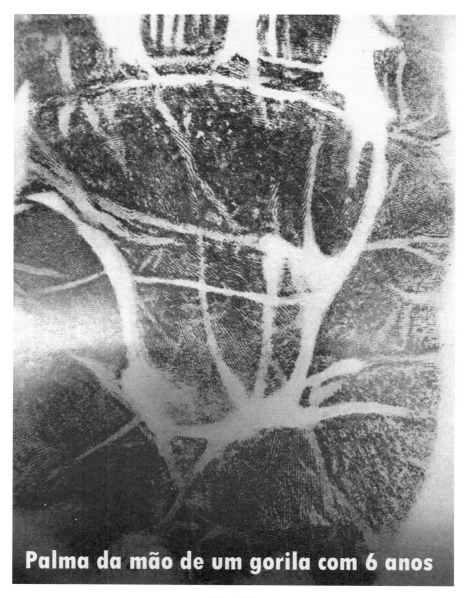

Fig. 207

Mão de um homem esquizofrênico de 28 anos - Hospital psiquiatrico Juqueri, 1960.

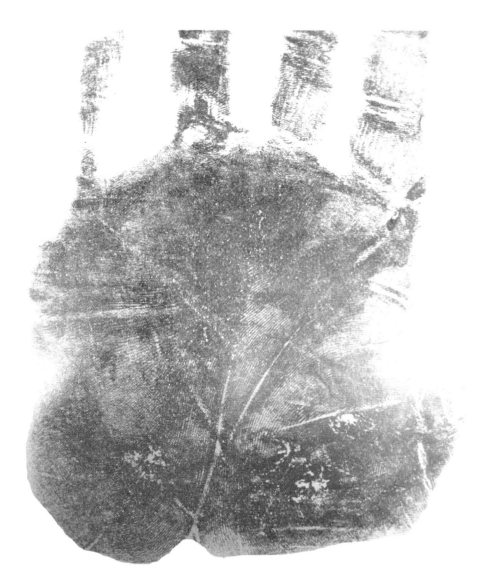

Fig. 208

Palma da mão de um homem com 91 anos, portador de doença de Parkinson. Observe o final da Linha da Cabeça. Sinal de estrela ou asterisco. (Fig. 209)

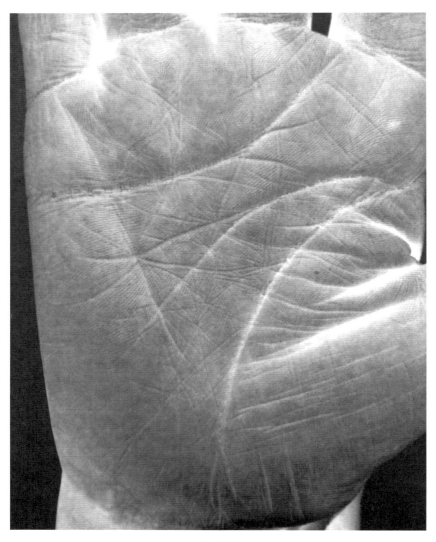

Fig. 209

Capítulo 7

Criando linhas com a Cromoquirologia

A Cromoterapia e a Cromoquirologia são tipos de tratamentos que consistem em usar as cores para curar doenças e restaurar o equilíbrio físico e emocional do paciente. A palavra *cromo* tem origem no grego *khrôma* que significa "cor".

Historiadores afirmam que, no antigo Egito, a cor, através dos raios solares, já era usada para o benefício do ser humano. Veja a tabela a seguir:

Cor	Comprimento de onda (mm)	Frequência (Hz)
Vermelho	625 – 740	480 – 405
Laranja	590 – 625	510 – 480
Amarelo	565 – 590	530 – 510
Verde	500 – 565	600 – 530
Ciano	485 – 500	620 – 600
Azul	440 – 485	680 – 620
Violeta	380 – 440	790 – 680

Mais tarde, no século 18, o cientista alemão Johann Wolfgang Von Goethe conduziu uma pesquisa exaustiva a respeito das cores, concluindo que elas têm um determinado efeito. Goethe concluiu que o vermelho estimula a paixão, o azul suaviza e tranquiliza, o amarelo causa alegria e otimismo e o verde é relaxante e harmoniza. Assim, podemos associar as principais cores aos seguintes sentimentos:

Amarelo	Prosperidade e otimismo
Dourado	Riqueza e sofisticação
Marrom	Segurança e estabilidade
Vermelho	Amor e paixão
Laranja	Animação e alegria
Magenta	Felicidade e harmonia
Rosa	Carinho e ternura
Violeta	Tolerância e espiritualidade
Azul	Tranquilidade e criatividade
Verde	Harmonia e esperança
Prateado	Modernidade e inovação
Branco	Paz e purificação
Preto	Proteção e força

Contudo, a cromoquirologia só chegou ao ocidente no século 19. Nos dias de hoje, a cromoterapia e a cromoquirologia estão relacionadas com as sete cores do espectro solar. Normalmente, um suporte com uma lâmpada de 25 watts ou (Led de 6500 K) é usada no tratamento, colocado a 5 centímetros da pele, atuando durante aproximadamente 3 minutos. Aqui vou indicar o uso de canetas de tintas à base de gel e água (*hidrográficas* ou *gel pens*) coloridas. Lembrando dos experimentos de Masaru Emoto, que mostrou que quando damos o comando verbal até com luzes, na cromoterapia, podemos transformar as moléculas da água. Nos seus experimentos, Emoto nos mostrou que moléculas de água congeladas, quando estimuladas com palavras de carinho, de amor, criavam cristais hexagonais maravilhosos. Mas quando as moléculas de água eram submetidas a verbalização de palavras de ódio, raiva ou até de xingamentos, os cristais se deformavam e ficavam horríveis.

Se o princípio é verdadeiro, Deus criou tudo através do uso da palavra e tudo se criou ao comando e desejo do nosso Criador. Então, unindo as cores que são usadas há séculos e as descobertas de Emoto, podemos mudar não só as linhas como também as moléculas, os átomos e até chegar em nosso DNA. Fig. 210

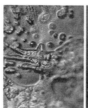 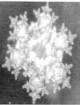 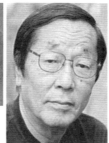

ÓDIO   AMOR

MASARU EMOTO
(1943 - 2014) JAPÃO
MOLÉCULAS DA ÁGUA CONGELADA SOBRE O EFEITO: SOM, LUZ E CORES

Fig. 210

Podemos ver, ainda, nas pesquisas do biofísico russo e biologista molecular Pjotr Garjajev e seus colegas, que também exploraram o comportamento vibracional do DNA, o seguinte: "O DNA pode ser influenciado e reprogramado por palavras e frequências sem remover e substituir um único gene". O que quero dizer com isso tudo, é que não precisamos chegar a estremos, como por exemplo realizar atos cirúrgicos para "mudar" nosso destino. Não será preciso cirurgias plásticas como as que o coreano Kim Sung-Min, especialista da Coreia do Sul, faz.

O Dr. Kim recebe clientes até da China e do Japão e realiza uma cirurgia nas mãos chamada "*Destino*". A procura é tanta, que o cirurgião plástico tem trabalho garantido por muito tempo; as pessoas lotam seu consultório em busca de uma cirurgia que, segundo muitos acreditam, é capaz de mudar o *destino*.

Sung-Min opera as chamadas *linhas da mão*, objeto de leitura da Quirologia. De acordo com a crendice popular, o relevo da palma é capaz de mostrar o futuro de uma pessoa no amor, na carreira profissional e na qualidade de vida em geral. "Cerca de 30% dos meus pacientes buscam cirurgias para aumentar suas chances em entrevistas de emprego", revela o médico. "Além de procedimentos estéticos mais tradicionais, como mudanças no rosto, estes pacientes têm buscado alterações nas linhas da mão como forma de atrair mais 'sorte'. Antes, a maioria dos procedimentos era no nariz ou nos olhos", diz o especialista, em entrevista a uma rede de TV japonesa. (Fig. 211)

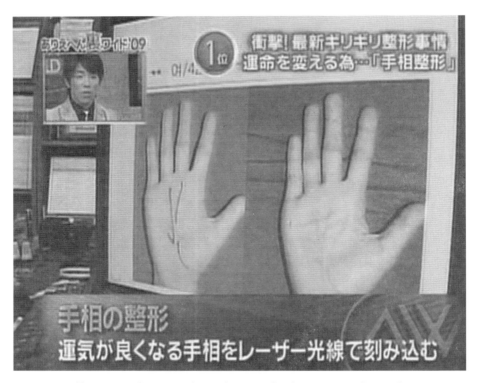

Fig. 211 (foto: reprodução/ariehen sekai/tv Tokyo) – correção feita pelo japonês Dr. Takaaki Matsuoka: postado por Rudney, em 4 de novembro de 2013.

Um polêmico médico japonês, Dr. Takaaki Matsuoka, após saber sobre o processo realizado na Coreia do Sul, passou a realizar cirurgias para adicionar linhas nas palmas das mãos e, portanto, dito em suas próprias palavras, "mudar o destino de algumas pessoas". Desde 2011, Matsuoka vem realizando cirurgias desse tipo. Depois de ver notícias de que na Coréia do Sul algumas pessoas procuraram centros de beleza estética solicitando alterar o comprimento de suas linhas da vida, ele começou a realizar o procedimento no Japão. Os japoneses levam a Quiromancia mais a sério do que qualquer outro povo no mundo, então, muitos estão alterando cirurgicamente as linhas da palma da mão para tentar "tapear" o destino. (Fig. 212)

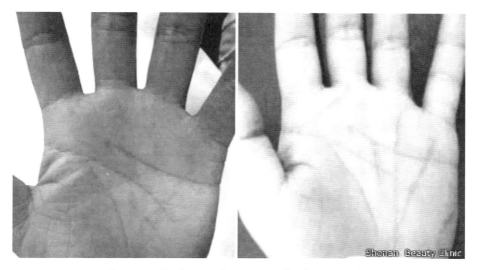

Fig. 212 – Rudney 04/11/2013, Takaaki Matsuoka

A Quirologia é uma arte, algumas pessoas a estuda a fim de ler a "sorte" (futuro, destino ou outra possibilidade semelhante) de acordo com o que dizem as linhas existentes nas mãos. Hoje podemos dizer que, sendo a Quirologia uma forma mística de adivinhação ou não, fato é que ela recuperou seu lado científico na área médica. No entanto, no Japão, algumas pessoas leva essa questão um pouco a sério demais. No país do sol nascente, a Quirologia é um dos principais métodos utilizados para que se possa "prever" o futuro. Com isso, e com algumas ofertas exageradas de serviços, os japoneses estão fazendo alterações cirúrgicas para aumentar ou diminuir algumas linhas na palma de suas mãos, a fim de conseguir prosperar mais em determinada área, alguns até com intuito de melhorar sua saúde física. Pôr exemplo, se sua Linha da Vida for muito curta, não é preciso entrar em pânico. Você pode ir até um cirurgião e pedir que ele use um bisturi para alongar a sua perspectiva de sobrevivência por mais alguns anos (ou quem sabe por décadas). (Figs. 213 e 214)

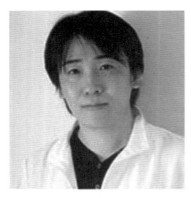 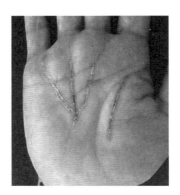

Fig. 213 – Dr. Takaaki Matsuoka   Fig. 214

Em uma entrevista ao site *Daily Beast*, o Dr. Takaaki explicou que esse procedimento não tem nada a ver com "mágica". "Se você tentar criar uma linha em sua mão com um laser, seu organismo irá cicatrizar o corte e ele não deixará marcas claras. É preciso usar um bisturi elétrico e fazer uma incisão propositalmente tremida, pois as linhas das mãos não são completamente retas. Por outro lado, se você não queimar a pele e utilizar um bisturi plano, não será possível conjugar as linhas. Não se trata de uma cirurgia complicada, mas é preciso que ela seja feito da maneira correta". Assim, o doutor Matsuoka afirma que as linhas da palma das mãos não são "como se fossem escritas em pedras, pois elas podem mudar no decorrer da vida". A cirurgia custa o equivalente a R$ 2,3 mil e tem duração em média de 15 minutos (mais ou menos o mesmo tempo de uma remoção de um cisto da pele). Cada corte feito leva em torno de um mês a três meses e meio para cicatrizar completamente e, como não poderia ser diferente, a maior preocupação dos especialistas é garantir que as linhas fiquem o mais natural possível.

Então, se você estiver procurando um marido (ou uma esposa), riqueza ou mesmo longevidade (para poder apreciar seu novo cônjuge e seus bens mais caros), pare de perder tempo. O procedimento parece simples: com um laser, Matsuoka tenta desenhar linhas semelhantes que atendam as solicitações dos clientes. Depois, basta você apenas esperar duas semanas para ver os resultados. Conforme relatado pelo *The Daily Beast*, os clientes são maioria do sexo feminino e procuram mudar o curso de sua vida para o amor e o casamento. "Se você não tem uma linha de casamento, você não pode se casar, por isso meu trabalho é fazer uma", disse o cirurgião. Os homens se submetem ao tratamento para mudar algo menos romântico: eles querem dinheiro e fortuna nos negócios. O único problema é que Matsuoka não sabia nada sobre quirologia, então ele teve que estudar o método para saber desenhar uma linha de vida ou do amor. "Eu tive que aprender o que é uma Linha de Casamento, onde estão localizadas a Linha da Fortuna e a Linha do Coração. Foi um longo processo", disse ele. De acordo com Matsuoka, este tipo de cirurgia pode ter um efeito placebo. "Se as pessoas querem se casar e fazem esse tipo de coisa, é provável que tenha sucesso". O mesmo pode ocorrer com dinheiro. Não há garantia, mas o efeito sobre a suas convicções podem melhorar no futuro com o uso do raio laser criando sutis linhas, que tanto pode ser intensificada ou até apagadas.

Da mesma maneira, podemos usar o nosso poder mental, a verbalização e as cores e trabalhar para uma melhor saúde e bem-estar. Lembrando sempre de ser acompanhado por seu médico, nunca abandonando seu tratamento clínico e medicamentoso. Lado a lado com os profissionais da área de saúde e da física quântica, podemos religar nossos átomos, moléculas e reprogramarmos todo nosso corpo. Até o nosso corpo espiritual.

Estudando as cores podemos usá-las na derme de nossas mãos, mudar o que está de errado e acompanharmos diariamente a transformação de tudo. É possível programar e padronizar as cores para cada linha de acordo com os seus problemas e, assim, solucioná-los. No entanto, cada situação é única e individual. As cores devem ser aplicadas no exato momento em que você está necessitando, exclusivamente para você. Usando as propriedades que a água tem, em forma de canetas em gel coloridas, somadas ao comando verbal que estará aplicado ao seu problema específico, você vai evitar o aparecimento ou a descontinuação de uma somatização que, a nível de futuro, poderá deixar de existir. Assim, fica mais fácil de corrigir o problema a tempo e comprovar os efeitos junto ao seu médico.

A cromoterapia muitas vezes é atrelada a algumas práticas esotéricas, como o Feng Shui, a cristaloterapia e a astrologia. Em muitos casos, as sete cores usadas na cromoterapia estão diretamente ligadas aos chacras, que são considerados campos de energia que têm influência nas nossas emoções e no nosso corpo. São elas:

Vermelho: uma cor poderosa devendo, exatamente por isso, haver precauções no seu uso, pois em excesso pode provocar nervosismo e ansiedade. A cor vermelha pode despertar a sexualidade e o erotismo. O vermelho está ligado ao Chacra Básico, que está localizado no baixo ventre e que comanda a coluna vertebral. Área de atuação: ativa a circulação e estimula o sistema nervoso.

Laranja: cor alegre e antidepressiva. Corresponde ao Chacra Umbilical, que comanda as ações relacionadas com o sexo. Influencia o processo de tomar decisões. Área de atuação: rejuvenesce e melhora o metabolismo e o sistema digestivo, pode elevar a pressão sanguínea.

Amarelo: é uma cor inspiradora, por isso pode provocar alguma distração e perda de foco. Essa cor influencia o dinamismo e a capacidade de expressão. Está ligada ao Chacra Plexo Solar que rege o estômago e corresponde ao poder pessoal e a satisfação. Área de atuação: olhos, ouvidos ossos e tecidos internos.

Verde: cor associada à natureza, à tranquilidade, ao equilíbrio e à saúde. É uma cor referente ao Chacra Cardíaco, que comanda o coração e o sistema circulatório. Área de atuação: problemas cardíacos, dores de cabeça, insônias, etc.

Azul: uma cor relaxante, que traz paz, serenidade e promove a meditação. Corresponde ao Chacra Laríngeo, que atua no sistema respiratório e faz a gestão da expressão verbal. Área de atuação: baixa a pressão arterial e tem função analgésica.

Índigo: cor que simboliza a intuição e a compreensão, representada pelo Chacra Frontal, localizado no centro da testa e que controla o sistema nervoso. Área de atuação: purifica o sangue e tem um efeito anestésico e coagulante.

Violeta: cor relacionada com a estabilidade e a paz na consciência. Promove a concentração e eleva a autoestima O chacra correspondente é o Coronário, localizado no alto da cabeça e que está relacionado com a concentração e a espiritualidade. Área de atuação: acalma os nervos e os músculos do corpo e elimina infeções e inflamações.

Rosa: é a cor do romantismo e da delicadeza, sendo mais associada ao mundo feminino. Os diferentes tons podem ter os mais diversos significados, mas normalmente essa cor é usada para se referir ao amor e à inocência.

Cinza: cor neutra que corresponde à estabilidade, à solidez e à ausência de emoções. Muitas vezes é usada para representar elementos sofisticados. Apesar disso, algumas pessoas associam o cinza à solidão, à depressão e à tristeza.

Preta: a cor preta é obtida quando ocorre a absorção de todas as radiações do espectro solar. Essa cor está relacionada à morte, à solidão e ao isolamento. Além disso, também é considerada uma cor sofisticada e elegante.

Marrom: considerada a cor da terra, essa cor expressa segurança, maturidade, conforto e simplicidade e é também relacionada a produtos naturais e ao estilo de vida saudável.

Ouro (dourado): atrai excelentes influências, todavia, a pigmentação necessária para obter essa cor raramente é natural; por isso, prefira a cor laranja, que sempre constitui um símbolo solar nos casos financeiros e serve para vitalizar e energizar vísceras e órgãos internos.

Prata: remove tudo o que é negativo. Essa é uma cor lunar, aplica-se a mesma sugestão feita para o ouro: use sempre a cor branca, (o branco representa uma das flores lunares, a flor de lótus).

Com a síntese dessas cores já podemos fazer uso e aplicações nas mãos sempre que precisarmos, tanto para prevenir, reparar ou alterar uma doença eminente, como para tratar as preexistentes e também possuir consciência do que devemos ter de importante para nossa vida.

Lembrando sempre de que o uso das canetas de cores com gel e água devem respeitar os desenhos a serem criados nas linhas, sendo, desde o início, de onde ela nasce até onde deve terminar, sempre trabalhando a entrada e o fluxo da energia. Só em casos raros que devemos alterar esse sentido para anular a energia.

Capítulo 8

A Importância dos Pés

Durante muitos séculos as mãos e os pés, assim como muitos outros mapas do nosso corpo, sempre chamaram a atenção do ser humano.

Todo sistema de interpretação relativo às emoções do homem e do sincronismo entre diversas partes do nosso corpo, que remetem à saúde e até aos distúrbios de comportamento e características da personalidade do ser humano, deve ser amplamente estudado como um sistema reflexo de um todo em comum.

O ortopedista José Vicente Pansini, presidente do comitê de tornozelo e pé da Sociedade Brasileira de Ortopedia e Traumatologia, explica que o tamanho dos dedos dos pés varia de acordo com as raças e pode dar sinais da sua descendência.

A neurocientista Jane Sheehan, do Reino Unido, realizou um estudo que descobriu que o formato dos pés fornece informações sobre a nossa personalidade. Em um de seus livros, ela afirma que há quatro tipos de formato de pés: pé egípcio, pé grego, pé quadrado e pé romano. (Fig. 215)

- Pé Egípcio: tipo de pé em que o dedão (Hálux) é maior que os outros dedos, que são progressivamente menores. Menos comum que o grego, ele ocorre em cerca de 30% da população.
- Pé Grego: neste caso, o segundo dedo é maior que o dedão e os demais são progressivamente menores. O ortopedista explica que esse tipo é tipicamente ocidental e, por isso, o mais comum entre os brasileiros.

- Pé Quadrado: pessoas que têm o pé quadrado têm os dedos, principalmente os primeiros, de tamanhos muito parecidos.
- Pé Romano: mais raro, só 10% da população mundial têm esse tipo de pé. Os dedos são bem juntos e vão diminuindo de tamanho de forma gradual.

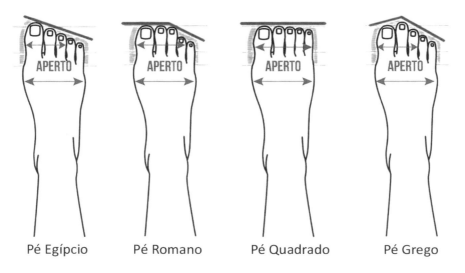

Fig. 215

Vale lembrar que, além dos tipos de pés definidos segundo o tamanho dos dedos, existem outras nomenclaturas que classificam os pés como, por exemplo, *plano* (o famoso "pé chato") ou *cavo* (tipo bem arqueado). Há também a denominação do tipo de pisada, que pode ser *neutra*, *pronada* ou *supinada*. Cada um desses tipo pode ter uma implicação no caminhar e na postura.

O pesquisador e jornalista Imre Somogyi, nascido em Amsterdam e naturalizado holandês, e sua esposa, Margriet, de origem holandesa, uma estudiosa em acupuntura sem agulhas e terapeuta em polaridade do corpo, juntaram seus conhecimentos e trouxeram à tona a linguagem dos pés, defendendo que a posição e a forma dos pés revelam nossa personalidade.

Outro grande e importante pesquisador brasileiro, o autodidata, advogado e terapeuta holístico Irmo Zuccato Neto, aprimorou a técnica de análise da personalidade pelos pés, iniciado pelo casal holandês.

Margriet, com a técnica da terapia de polaridade que se baseia na acupuntura sem agulhas, utilizou a massagem reflexa nos pés, isso ajudou Imre a observar que os pés refletem sintomas reflexos do corpo inteiro.

Nosso corpo é todo interligado. Cada órgão nele existente reflete em alguma outra parte do corpo. A reflexologia é um estudo desses efeitos reflexos no nosso organismo. Quando certas regiões do corpo são estimuladas, elas podem restabelecer o bom funcionamento de sua área de interligação correspondente. As principais áreas reflexas trabalhadas são: as mãos (reflexo palmar); os pés (reflexo podal); as orelhas (reflexo auricular); a coluna (reflexo vertebral); a face (reflexo facial); e o crânio (reflexo cranial) e, separadamente, reflexos da boca, dentes e nariz.

Essa prática milenar, usada por várias civilizações, como a egípcia e a chinesa, por exemplo, hoje, além de ser utilizada como estética, é também usada como um cuidado especial para tratamentos para o corpo. A Reflexologia Podal tem sido bastante procurada como tratamento para relaxar e para cuidados com a saúde.

Como o próprio nome diz, a Reflexologia Podal parte do princípio de que todo o corpo está representado na zona dos pés. A manipulação dos pés como terapia, estimulando pontos precisos para tratamento de distúrbios orgânicos e desequilíbrios emocionais tem trazido resultados satisfatórios, inclusive com reconhecimento pseudocientífico.

Em 1917, o otorrinolaringologista Willian Fitzgerald publicou um livro chamado *Terapia de Zonas*, determinando a posição de órgãos e áreas do corpo nos pés. Esses estudos possibilitaram o desenvolvimento de diagramas detalhados sobre os pontos reflexos localizados nos pés por outros estudiosos. A fisioterapeuta americana Eunice Inghan, também nos deixou uma grande contribuição. Foi ela a responsável por separar os trabalhos sobre áreas reflexas, mapeando os pés como um mapa do corpo inteiro. Assim, Eunice passou a orientar seus trabalhos terapêuticos de acordo com seu mapa, além de ter complementado todo o conhecimento existente com sua própria experiência.

Partindo do princípio de que todos os órgãos do nosso corpo, até mesmo o cérebro, estão conectados por canais de energia ativados em pontos dos nossos pés, foi possível aperfeiçoar a teoria dos reflexos dos pés.

Existem, aproximadamente, 70 mil terminações nervosas e meridianos em nossos pés. Quando aplicamos pressão ou calor nesses terminais, um estímulo reflexo ocorre no sistema nervoso central (SNC) e dá início a uma gama de atividades que, como uma corrente de energia, verificam o estado e o funcionamento do órgão que está sendo estimulado. Assim, o SNC passa a dar atenção extra a esse órgão ou sistema, aumentando ou diminuindo as atividades dele.

No mapa podal, cada parte do nosso corpo está representada e interligada com os dedos (dorso) peito dos pés, sola e laterais. Por exemplo: quando temos problemas no intestino delgado, os nossos pés refletem dores no arco interno da sola dos pés, direito e esquerdo, e os dedos direito (apego) e esquerdo (amor), de número quatro ou Apolo, correspondentes aos sentimentos, ficam doloridos e muito sensíveis ao toque. A terapia de polaridade vai um passo além e compreende as emoções. Neste caso, uma pessoa muito apegada e dependente do amor terá problemas com seu intestino delgado: como constipação, por exemplo. Por ter excesso de apego, essa pessoa não vai liberar o bolo fecal, isso também reflete no seu sentimento de amor, provocando retração, ciúmes e possessão sobre si e ao ser amado. A pessoa fica literalmente "enfezada".

As áreas reflexas e doloridas podem nos revelar muito sobre as emoções, visto que a posição e até o formato dos dedos dos pés estão relacionados com a maneira de lidarmos com nossos sentimentos. Observando uma pessoa com atitudes grosseiras, foi notado que o seu dedinho do seu pé esquerdo estava quase totalmente escondido, o que nos dizia que ele obviamente compensava seus problemas sexuais desenvolvendo enormes bíceps.

Os dedos dos pés são um "espelho da personalidade e da alma". IMRE, acompanhando o desenvolvimento interior e também o de seus pés, defende que existe um relacionamento óbvio entre o comportamento, o eu interior e a posição dos dedos dos pés das pessoas.

Os dedos que estão em desarmonia de fato atraem mais a atenção do que aqueles que mostram aspectos harmoniosos. Dedos com características fora do padrão têm um passado de sentimentos reprimidos, frustações e emoções escondidas. Os dedos mais retos mostram equilíbrio, atitude positiva, controle natural e emoções e energias estáveis. Uma interpretação responsável aponta para as possibilidade e impossibilidades, pontos fracos e fortes relativos ao aspecto dos dedos e dos pés.

A boa leitura nunca faz um julgamento dos valores, apenas coloca um espelho diante do rosto da pessoa. E os melhores espelhos nunca distorcem a imagem.

Vamos observar e assimilar a imagem que Imre desenvolveu. (Fig. 216)

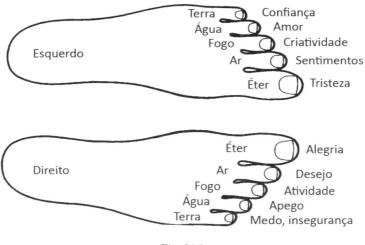

Fig. 216

Com essa imagem vamos memorizar bem cada pé e o que cada dedo tem como característica e seus cinco elementos, além de relacionar cada dedo com os centros de forças chamados por nós de *chacras*.

A palavra *chakra,* em sânscrito, significa "roda" e pode ser usada em referência aos cinco centros físicos de energia que existem no corpo humano. São centros de absorção, exteriorização e administração de energia no duplo etérico. Não vamos nos preocupar com o Chacra Coronário e nem com o Frontal neste estudo, porque eles não estarão refletidos nos pés.

Os cinco chacras físicos que veremos a seguir são os centros que têm como origem às emoções. (Fig. 217)

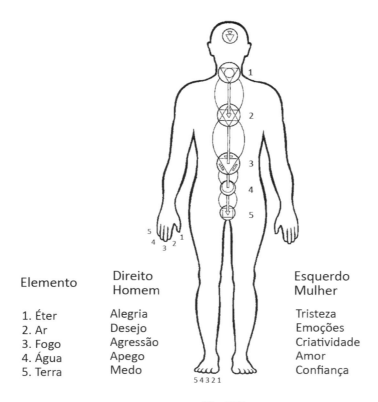

Fig. 217

CHACRA LARÍNGEO: chacra que tem conexão com o éter, a mais rarefeita forma de energia, situado na laringe ou na garganta. É ali que entramos em contato com a alegria e a tristeza. Ambas as sensações se acham inseparavelmente unidas à vida, e algumas vezes podem se alternar rapidamente. Podemos estar chorando em um momento e rindo no outro. Passar da sensação de que temos um "nó na garganta", para dar gritos de alegria. A alegria e a tristeza não são igualmente vivenciadas em nossa sociedade ocidental. As pessoas não têm muito problemas com a alegria. A tristeza, por outro lado, é uma história diferente. Mas a tristeza, como todas as outras emoções, deve ser expressa livremente. Chorar muito alto durante velórios e cerimonias de sepultamento, uma coisa bastante comum em diversas culturas, é considerado em nossa cultura ocidental civilizada como manifestação de dor e luto pela perda do nosso ente querido ou conhecido. No entanto, esse choro tem uma função bastante positiva: a tristeza tem de sair para que haja espaço para a alegria. Qualquer pessoa que se fecha e engole a tristeza certamente acabará tendo problemas. A expressão "nó na garganta" obviamente tem um significado mais profundo. Basta olhar para as pessoas quando tentam elegantemente "engolir as lágrimas", elas estão "sufocando as emoções". Se uma emoção é "sufocada" durante muito tempo, ela fica mais espessa e se cristaliza, acabando por se estabelecer no lugar onde teve sua própria origem. Este processo parece ocorrer em vários pontos de reflexão, como os pés. O reflexo torna-se doloroso. Os psicólogos e reflexologistas descobriram que durante o processo de cristalização, as posições dos pés também se modificam. O que acontece na área da garganta ficará refletindo no dedão do pé. Depois de resolver a tristeza ou a alegria, sempre haverá uma sensação de vazio. Todo mundo conhece a sensação que sentimos depois de chorar ou depois de uma festa muito animada, quando nos vemos sozinhos novamente. O vazio que se manifesta no éter será automaticamente preenchido com novas energias do Chacra do Coração.

- O Chacra Laríngeo está relacionado ao chacra do dedão (Hálux), com o polegar e com Vênus, porque existe uma relação de comparação com os dedos das mãos, tendo o dedo indicador – Júpiter, médio; Saturno, anelar; Apolo e o mínimo, Mercúrio, também para os pés. Seu elemento é Éter. Sua cor é o azul-claro.

Chacra do Coração: localizado no centro do peito o Chacra Cardíaco está vinculado com o elemento Ar. É ali que residem o desejo ou a vontade (direita) e suas emoções antipolares (esquerda). Quando alguém fere os seus sentimentos, você sente a sensação de ter recebido "uma punhalada no coração". A expressão "ter os desejos do seu coração" também se origina no que acontece no Chacra do Coração, ou Chacra do Ar. Qualquer pessoa que não consegue manipular naturalmente a energia do Chacra do Coração, em longo prazo acabará com a sensação de ter falta de ar. Quando acontecem bloqueios de longo prazo no Chacra do Coração, algumas vezes ocorrem problemas cardíacos e pulmonares. O Chacra do Ar reflete em ambos os segundos dedos dos pés.

- O Chacra Cardíaco está relacionado ao Chacra do dedo indicador e com Júpiter. Seu elemento é o Ar. Sua cor é o verde.

Chacra Solar: abaixo do centro do coração fica o Plexo Solar. Este centro do Fogo é um chacra bastante forte, onde se origina a energia criativa. Aqui vibram a agressão e a criatividade. Os desejos, as vontades e as expressões de criatividade precisam da energia do Fogo ou da agressão para se realizarem. Encontramos a criatividade à esquerda e a agressão à direita, ao lado da vesícula e do fígado. É por isso que temos expressões como "pôr a bílis para fora" ou "ele está verde de raiva", que quer dizer que a pessoa está expressando aquilo que a incomoda. Infelizmente, até onde sei, não temos uma expressão equivalente para manifestar a criatividade. Apesar disso, a condição de sua energia do Fogo pode ser lida pela posição dos dedos intermediários dos seus pés.

- O Chacra Solar está relacionado ao chacra do dedo médio e Saturno. Seu elemento é o Fogo. Sua cor é a amarela.

Chacra do Abdômen ou Esplênico: localizado sobre o baço e o pâncreas, no abdômen inferior. Esse é o chacra da Água. Representa as emoções, o amor e, ao mesmo tempo, o apego. Alguém que ama em excesso pode apegar-se violentamente a outra pessoa. Qualquer um que ame com sinceridade será capaz de dar liberdade ao objeto do seu amor. É com esse tipo de amor que as mães equilibradas dão suficiente liberdade a seus filhos, para que se desenvolvam adequadamente. O quarto dedo do pé, o Anelar ou Apolo, perfeitamente reto, indica que a pessoa consegue equilibrar o negativo e o positivo no Chacra da Água. As mães que não conseguem se desapegar de seus filhos em crescimento têm dedos literalmente tortos. São elas que frequentemente procuram os médicos com dores no abdômen inferior, quando o amor se torna demasiadamente possessivo, a mais extrema forma de apego toma a forma de ciúme. E quando os filhos saem para estudar ou se casar, passam a sofrer da "síndrome do ninho vazio", a dor da perda é muito difícil de entender e acabam tendo dificuldade até de resgatar seus relacionamentos, podendo levar à separação do casal. A chegada dos netos parece resolver a situação, mas é aí que o ciclo começa novamente.

- O Chacra Esplênico está relacionado ao dedo anelar e Apolo. Seu elemento é a Água. Sua cor é a laranja.

Chacra Genésico ou Básico: localizado na virilha, mais precisamente sobre os órgãos genitais. Chegamos ao ponto em que a sutil energia se cristalizou e tomou uma forma bem mais densa. O otimismo, a confiança no futuro e o medo são todos encontrados aqui. Mas aí também está a mais terrena expressão do amor – o sexo. Talvez possa parecer estranho que o sexo e a confiança sejam refletidos juntos, em um único dedo do pé. Mas é preciso entender que, no instante em que alguém alcança o orgasmo sexual, manifestam-se um ou dois segundos de total ausência. Não existe espaço para o pensamento nesse momento. Um pouco antes, e durante o orgasmo sexual, as pessoas ficam sem defesa e, portanto, precisam ter confiança. Sem confiança, a sexualidade não pode ser resolvida, por isso os dois elementos pertencem um ao outro. A falta de confiança é uma forma de insegurança que, em seu nível mais acentuado, pode levar à ansiedade ou a perda da libido por medo do prazer. Para indicar onde o fenômeno do medo se encontra localizado, temos as expressões "sair correndo com o rabo entre as pernas", "morrer de medo", "deu para trás" ou "fugiu da raia na hora a H". A insegurança e o medo do fracasso também podem ser disfarçados com uma atitude pomposa e levar a muita enrolação e mil e uma desculpa esfarrapadas: "nunca aconteceu isso comigo", "não estou bem hoje", "não sei o que aconteceu". A expressão corporal representa muito mais do que se possa imaginar. O medo a respeito da própria personalidade demonstra insegurança, observando pessoas assim, podemos ver que seus pés são tortos. Pela posição dos dedos dos pés podemos ver como um indivíduo lida não apenas com seus temores e sua sexualidade, mas também com o otimismo e a confiança.

- O Chacra Básico está relacionado ao dedo mínimo e Mercúrio. Seu elemento é a Terra. Sua cor é a vermelha.

Todas as emoções racionais masculinas encontram-se do lado direito do corpo, portanto, no pé direito. As emoções intuitivas femininas localizam-se do lado esquerdo. Nos chacras há o cruzamento das duas polaridades ou correntezas da vida, positiva e negativa. Quando existe um bloqueio do fluxo de energia, essa energia se acumula, condensa, cristaliza e resulta em dor no corpo e nos dedos dos pés. Quanto mais nos apegamos às nossas emoções, mais difícil se torna o problema e mais fortemente a dor acabará se manifestando.

Ao mesmo tempo, os dedos dos pés ficam mais tortos e fora de posição. A boa análise dos dedos dos pés é capaz de colocar um espelho diante do rosto das pessoas. A mudança de comportamento desse indivíduo, no entanto, vai depender apenas dele próprio. A famosa reforma íntima que as pessoas relutam em realizar. Temos esses dados também para estudar e refletir, sabendo que cada dedo está relacionado aos chacras, aos elementos, ao tipo, à forma, à cor e aos planetas correspondentes.

Randolph Stone, criador da terapia da polaridade, divide o corpo em zonas, destacando que o corpo (macro) é refletido nas mãos e nos pés (micro). Nos Estados Unidos, os terapeutas leitores do corpo afirmam que o estresse mental e físico leva uma pessoa a adotar certa postura. Analisando essa postura, chegam ao diagnóstico e ao tratamento correto postural. Isso indica que tudo é um reflexo do todo, somos imagem de um Criador perfeito.

Culturas milenares já haviam estudado a relação de Mapas Reflexos de energias sutis, que sinalizam ao nosso corpo que, com a sua manipulação, proporcionam alterações significativas em diversas áreas do nosso organismo, como, por exemplo:

TÉCNICA DA ACUPUNTURA NA ORELHA *(auriculoacupuntura)*: a orelha representa um feto de cabeça para baixo, com as áreas correspondentes ao corpo do indivíduo.

TERAPIA INTESTINAL: o corpo de uma cobra é projetado no intestino grosso e os pontos de reflexo podem ser encontrados no pescoço. Quando o pescoço é massageado por bastante tempo, uma série enorme de atividades começa nos intestinos; existem pontos afetados de reflexão localizados no pescoço. Muitas das dores no pescoço são, quase sempre, acompanhadas de acúmulo de gases intestinas.

PROJEÇÃO DA ESTRUTURA ÓSSEA DOS PÉS: superposta ao corpo do indivíduo, podem ser influenciados por uma delicada manipulação do esqueleto dos pés. Um ajuste no calçado feito com uma pequena palmilha pode proporcionar sensível melhora da postura, da saúde e do estado mental do atendido.

REFLEXOLOGIA DOS PÉS: o reflexo das duas metades simétricas e complementares reflete o mapa corpóreo do ser.

LEITURA FACIAL: realizado por meio de um reflexo de todo o corpo no rosto. O nariz é o centro da coluna vertebral e, em seu interior, temos os órgãos do corpo.

O significado dos dedos dos pés

O formato e a posição dos dedos dos pés mostram como o indivíduo trabalha suas energias e também como estão os seus chacras. Os seus pés vão apresentar quem você é, que tipo de personalidade você tem, seus defeitos, suas qualidades, etc. Vamos iniciar a análise de seus pés, então, tire seus sapatos e suas meias e comece a trabalhar, entrando na parte mais lúdica.

- Dedão ou polegar: representa o elemento Éter
- Dedo indicador: representa o elemento Ar
- Dedo médio: representa o elemento Fogo
- Dedo anular: representa o elemento Água
- Dedo mínimo: representa o elemento Terra

Os dedos Vênus

Polegar do Elemento Éter

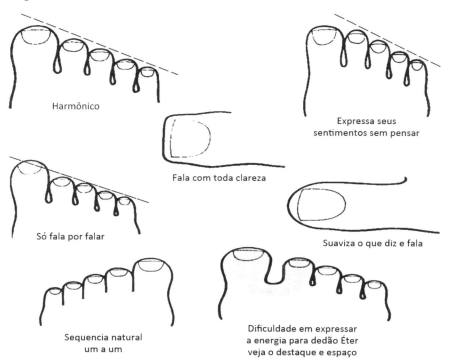

Analise os dedos dos pés para leitura

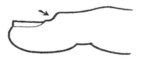

Ponta quadrada
sentimento de modo modesto

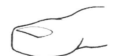

Quadrado inflexível

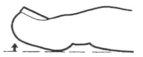

Sonhador

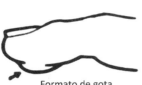

Formato de gota
Dissimulado
Esconde-se

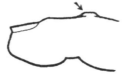

Dificuldade de expressar
as emoções

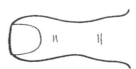

Paraliza as energias
Estrangula as ações

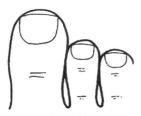

Comunicadores falam muito

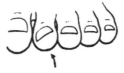

Mudanças de plano

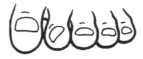

Dedo inclinado
Comportamento diferente
no dedo

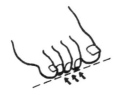

Pessoa muito
manipuladora

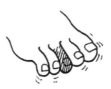

Tensão em mudanças
Resistência ao novo

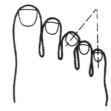

Dedo desviado
Passado deixa de ser importante
Impaciência com a chegada do futuro

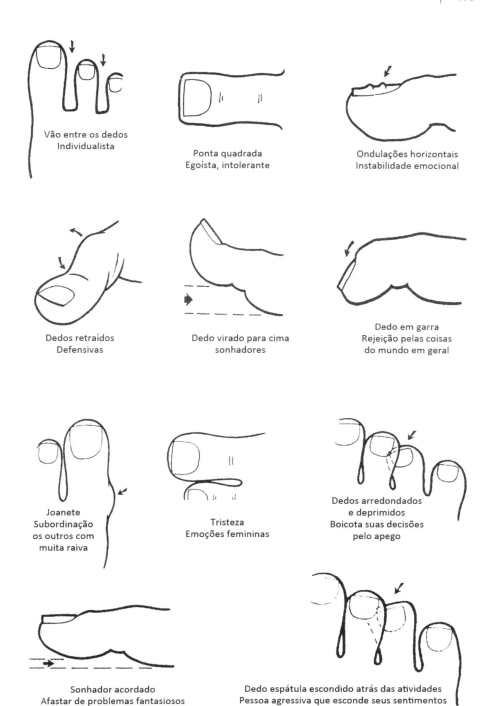

166 | Quirodiagnóstico e Análise Podal

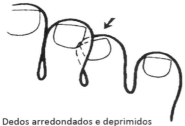

Dedos arredondados e deprimidos
Boicota suas decisões pelo apego

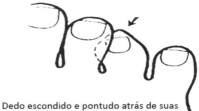

Dedo escondido e pontudo atrás de suas
crituvidades negação da parte mais forte
escondendo de si mesmo

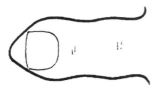

Pontiagudo
Intrometido e violento

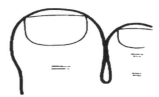

Dedo reto pé direito racional
Alegria sincera

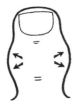

Dedo expandido
e estrangulado
Energia engarrafada

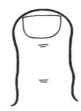

Dedo arredondado
Dócil e medrosa em
expressar sua opinião

Dedo espátula
Prático e objetivo

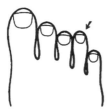

Muito apego material

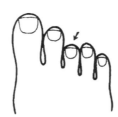

Pouca decisão

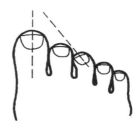

Dedo virado para trás
Desvio de curso e comparação
com passado

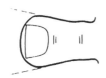
Dedo em alargamento
Crescente confiança em tudo

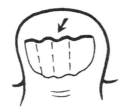
Unhas onduladas na vertical
Desordem de metabolismo
Se num dedo desordens de metabolismo em uma parte do corpo

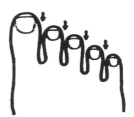
Pequenos espaços entre os dedos
Incerteza interior

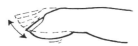
Dedos em forma de garra com movimentos estáticos e flexíveis aspecto de duros não tem paciência com os outros

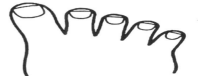
Dedos em cunhas
Não se envolvem em nada

Os dedos dos pés e a relação com a saúde

A posição e o formato dos dedos dos pés nos indica os bloqueios de energia e como essa característica pode comprometer nossa saúde.

Muitas pessoas apresentam anomalias de natureza física e genética, mas também aquelas adquiridas no dia a dia, por uso inadequado de sapatos ou até pelo jeito errado de caminhar ou postura incorreta.

Nossos pés revelam que esses bloqueios de energia causam no corpo físico, emocional e psicológico deformações e traumas que podem ser sérios e até alterar o comportamento do indivíduo em seu meio social. Esses dados nos facilita a realizar uma análise e uma leitura correta dos pés, mostrando que, mesmo apresentando deformidades, as energias estão circulando em nosso corpo através dos chacras. Só resta identificar e equilibrar essas energias.

Na análise dos dedos dos pés iniciamos a leitura com o pé esquerdo e depois passamos para o direito. Lembrando sempre de que, para cada dedo, temos um elemento que indica o seu aspecto, e que este deve ser analisado em conjunto na leitura. Antes de analisar os pés de outra pessoa, analise seus próprios pés. O autoestudo é importante para que você possa interpretar os dedos de outras pessoas com toda responsabilidade.

Exemplo de uma leitura dos dedos dos pés:

Heitor. M. X. 48 anos, paulistano, Leitura Nº 398

DIREITO	ESQUERDO
1. Dedão do Éter, Alegria, com gargalo, reservatório e ponta redonda.	1. Dedão do Éter, Tristeza, mais curto, com reservatório, gargalo de garrafa, a última falange um pouco delgada e ponta arredondada.
2. Dedo da emoção flexível, em forma de espátula arredondada.	2. Dedo do desejo em formato de espátula.
3. Dedo da criatividade terminando mais largo.	3. Dedo da atividade flexível.
4. Dedo do amor meio voltado para baixo, um pouco torcido, com a última falange mais flexível do que parece à primeira vista.	4. Dedo do apego parcialmente escondido sob o dedo da atividade.
5. Dedinho da confiança torcido e pontudo.	5. Dedinho do medo torcido, pontiagudo.

O dedão polegar do Éter, pé direito, parece ser um pouco maior do que o do esquerdo. O dedão polegar do Éter do pé esquerdo deveria ser mais ou menos uns três centímetros mais longo do que de fato é.

Heitor expressa sua vida emocional com muita dificuldade e não demonstra bem seus pensamentos racionais. O dedo polegar do pé esquerdo nos mostra que ele espera mais de si mesmo do que ser considerado uma pessoa realista. Seu Éter pessoal é pequeno demais para todas as ideias que fervilham na sua cabeça. Quando ele fala, causa uma impressão caótica. Esse dedo tem um gargalo de garrafa, mostrando que Heitor guarda o que pretende dizer. Quando vence a hesitação, antes de dizer qualquer coisa, ele "se fecha".

A última falange afila-se ligeiramente e é inclinada na direção do dedo do desejo. O desvio de seu curso para frente nos diz que Heitor tem tendência no sentido de se apressar, de falar muito e rapidamente. Mas procura manter os seus segredos dentro do peito. O dedão polegar do pé esquerdo tem a ponta arredondada, o que significa que ele tentará evitar magoar as pessoas com suas observações, sejam quais forem as circunstâncias.

A mais impressionante característica do dedo do desejo é que sua última falange quase tem uma forma de espátula, com ligeira inclinação para o lado do dedinho. Heitor é bastante aberto a respeito dos seus desejos materiais. O fato de a última falange ser inclinada para o dedinho indica pressa e impaciência. A forma de espátula deste dedo contradiz com o formato arredondado do dedão do Éter. Isso significa que, antes de qualquer coisa, ele vai bater insistentemente na mesma tecla durante algum tempo e, depois, meio vacilante, pedirá desculpas.

O dedo da atividade é reto e adaptou-se à forma do dedão polegar do Éter do pé esquerdo. A dobra na última junta indica que "realizar" (agressão ou ação) pode ser temporariamente adiado.

A última falange ajusta-se claramente à linha dos outros dedos: tem uma ponta assimétrica. Do lado do dedo do sentimento existe uma grande quantidade de energia, enquanto que no dedo da criatividade há pouca energia. Isso quer dizer que, a princípio, uma grande quantidade de energia é colocada em todos os tipos de coisas, mas quando os resultados deixam de se materializar com a suficiente rapidez, desaparece a vontade de perseverar. Uma observação mais cuidadosa mostrará que uma grande parte do dedo está escondida por baixo do dedo da criatividade.

Para o mundo exterior, Heitor parece lidar com amor de modo bastante normal. No entanto, a forma deste dedo do amor revela que ele olha para trás e tem dificuldade de se entregar à pessoa amada.

O pequeno dedo da confiança é reto, mas tem uma torção estranha. A parte que deveria tocar no chão olha para fora, em busca do dedo do amor. A base não toca o chão. Portanto, as expressões de confiança não têm fundamento, elas podem ter sua origem no passado ou no subconsciente. A ponta deste dedo é delgada e seu formato indica que o medo se manifesta em altos e baixos.

O dedão polegar do Éter do pé direito mostra que as emoções são expressadas do mesmo modo que os pensamentos racionais: com hesitação, a princípio (gargalo), depois com um pouco mais de pressão (reservatório) e, eventualmente, com as extremidades abrandadas (redondo). O formato mais ou menos reto da última falange justifica a suposição de que Heitor enfrenta sua razão com maior facilidade do que seu lado emocional.

Este dedo também é um pouco curto, mas visivelmente menos do que no pé esquerdo. O racional pode ser mais bem organizado do que o emocional. Além do mais, este dedão polegar de Éter revela a presença de uma grande quantidade de desejos.

A primeira falange procura pelo dedo da emoção, por assim dizer. Sem o dedo crescente direto de sua raiz, haveria um enorme vão entre este dedo e o da emoção. No passado, portanto, Heitor provavelmente se expressava com relutância. A dobra na junta da última falange mostra que ele é capaz de dominar seus desejos.

A última falange pretende ter um formato de espátula, por assim dizer, mas acaba ficando arredondada. Isso significa que os desejos de Heitor serão expressados apesar de tudo, mas que ele mostrará consideração pelos desejos de outras pessoas durante o processo. O dedo da atividade é bastante reto, com uma base estreita e uma ponta mais larga.

A conclusão que podemos tirar disso tudo é que não existe muita atividade na base, mas que, em um maior afastamento (segunda e terceira falanges) há um influxo (alargamento) da energia criativa. Como o formato deste dedo acaba no dedo da emoção, é mais do que provável que a atividade excedente ali produzida é alimentada pelas emoções.

Este dedo não pode ser manipulado. Ele volta-se um pouco para o chão, isso significa que o mundo exterior tem levado à repressão. A última falange deste dedo olha para trás, para o dedo da atividade.

Os sentimentos de apego pareciam mais intensos no passado, melhores, apesar de todas as obstruções. Olhando com mais cuidado, vemos que o dedo parece ser razoavelmente flexível, mostrando o "dedo trabalhando". O dedo do medo e do sexo tem uma estranha torção e é bastante pontudo.

A propósito, uma grande parte deste dedinho fica escondido sob o dedo do apego. Expressar o apego e a sexualidade não é um dos pontos fortes de Heitor. Mas, às vezes, há uma explosão de pessimismo.

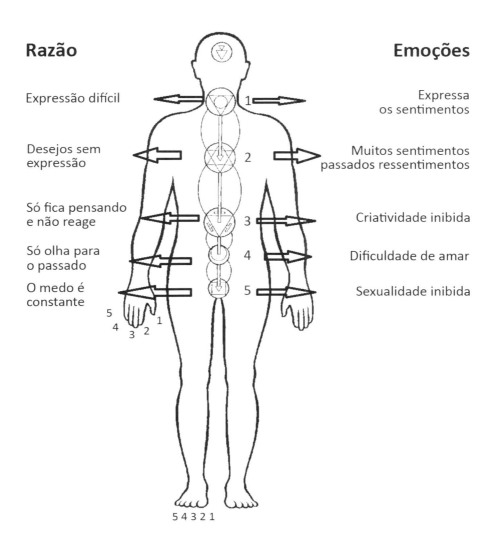

Modelo de relatório de análise da leitura dos dedos dos pés

Nome: _____

Idade: _____

PÉ DO LADO DIREITO

Forma: _____

Posição: _____

Tipo: _____

Dedão: Éter/Alegria

Indicador: Ar/Desejo

Médio: Fogo/Atividade

Anular: Água/ Apego

Mínimo: Terra/Medo, Insegurança, Sexo.

PÉ DO LADO ESQUERDO

Forma: _____

Posição: _____

Tipo: _____

Dedão: Éter/Tristeza

Indicador: Ar/Sentimento

Médio: Fogo/Criatividade

Anular: Água/Amor

Mínimo: Terra/ Confiança

Energia dos chacras pelos dedos dos pés

Lado direito: Razão

Lado esquerdo: Emoção

1. Laríngeo/Éter
2. Cardíaco/Ar
3. Esplênico/Fogo
4. Solar/Água
5. Básico/Terra

Após terminarmos a análise e a leitura, vamos às correções e os procedimentos de manobras para ajustar os possíveis desarranjos em cada dedo.

Marcarmos as alterações deixadas para que o indivíduo receba o fluxo de energia e desbloqueie os possíveis traumas que vimos e comprovamos analisando seus pés.

Em seguida, iremos apresentar as modificações, direcionando a pessoa em suas novas atitudes e novos hábitos, para que ela possa transformar certos comportamentos e características de sua personalidade e, assim, obter o resultado desejado.

Vamos realizar as correções como fazemos na Quirologia, manobrando cada dedo, para que fique reto e corrigindo a forma, trazendo cada uma para a sua forma correta.

Com essas manobras estamos também praticando a Reflexologia Podal em cada dedo e dando e eles a energia que necessitam para harmoniza seu ser e seu fluxo em cada um dos cinco chacras.

Capítulo 9

Reflexologia Podal

A anatomia reflexa é de extrema importância para o Quirodiagnóstico. Traços, linhas, manchas, secura da pele, aspereza, frieza, quentura, pele muito fina, calos, etc. podem identificar algum sintoma que vai remeter ao diagnóstico da doença. Com um toque na área identificada, podemos ter uma comprovação mais evidente do que está acontecendo no corpo do atendido.

A reflexologia se baseia em toques e massagens em pontos e regiões anatômicas que, pelos diversos estudos milenares, médicos e holísticos foram mapeando sistemas ósseos, musculares, circulatórios, neurológicos, órgãos, vísceras, glândulas, etc.

Para os estudiosos, a prática diária pode ser de muita valia. O profissional pode tanto se cuidar melhor como evitar enfermidades futuras em si mesmo e para os seus atendidos.

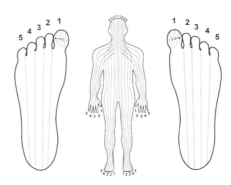

10 Zonas Reflexas do Corpo

Relação corpo, pés e mãos

A relação do corpo com os pés e as mãos é muito especial. Sendo estes órgãos sensitivos, eles tocam e percorrem o mundo que nos rodeia, percebendo-o, manipulando-o.

Após o nascimento, uma das grandes tarefas do ser humano é ficar ereto sobre duas pernas e se movimentar sobre elas (andar). Para o desenvolvimento dessa atividade é necessário o envolvimento e a combinação de estiramentos musculares, angularidade de juntas, comunicações nervosas e uma forte pressão sobre os pés.

Pés e mãos desenvolvem os movimentos necessários para a manifestação no meio externo e são os órgãos internos que fornecem o combustível para isso. Cada movimento requer um gasto energético.

Durante todo o dia ocorre um diálogo silencioso entre os órgãos internos e o de locomoção. Cada movimento ou manifestação exige informações atualizadas e ininterruptas. Caso ocorra uma interrupção dos sistemas energético ou sensório (de comunicação), pode ocorrer um "tilt", como uma queda, por exemplo.

Os sinais sensoriais exercem impacto primordial sobre esses sistemas, bem como o nível de tensão geral do corpo. A tensão caracteriza-se como um estado de prontidão que envolve todo o organismo. Mãos e pés, por serem órgão sensitivos de locomoção, mantêm uma relação especial com o corpo. Devido a essa relação, servem como meios de interação com o estado de tensão e o consumo de energia de todo o corpo.

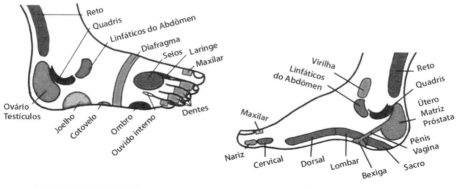

PARTE EXTERNA DO PÉ   **PARTE INTERNA DO PÉ**

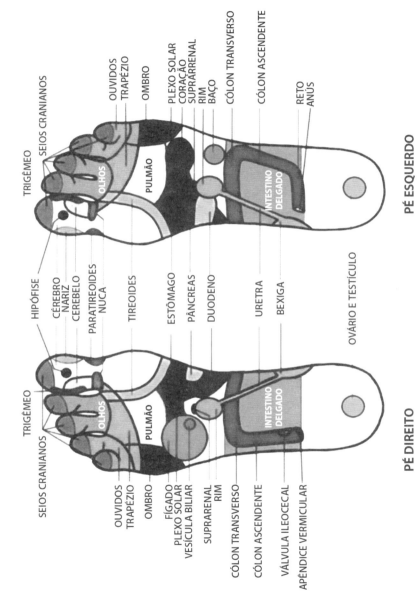

Relações corporais

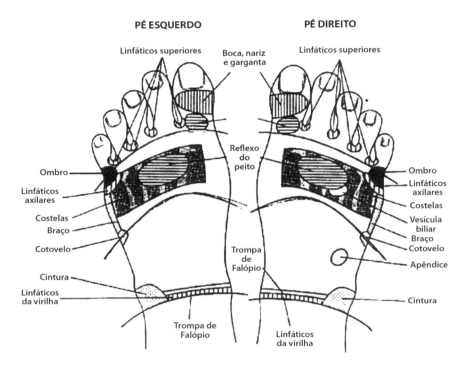

Reflexos na parte superior do pé

Na reflexologia, também conhecida como *zonaterapia* ou *Terapia das zonas*, trabalhamos com as terminações nervosas dos pés e das mãos por meio de massagens. Uma prática terapêutica alternativa, que consiste na aplicação de pressão nos pés e nas mãos de forma a produzir em efeito noutra parte do corpo. A pressão é aplicada com o polegar, dedos e mãos, segundo técnicas específicas e sem a utilização de óleos ou loções. Para realizar essa prática, é preciso conhecer as relações corporais, como veremos a seguir:

ZONAIS: a relação zonal denota dez zonas longitudinais, que se estendem ao longo do corpo, seguindo os dez dedos das mãos e dos pés. A premissa básica é a de que qualquer porção de segmento afeta o todo, portanto um estímulo aplicado a qualquer fração de uma zona influi nela toda.

REITERATIVAS: constitui uma relação em que o corpo todo se reflete numa parte dele, no nosso caso, os pés e as mãos.

REFERENCIAIS: oferecem uma forma adicional de associar as partes do corpo, em especial, os membros, ou seja, o segmento da zona "um" do braço, relaciona-se com o da mesma zona da perna.

Reflexoterapia

Conhecida há séculos, a reflexoterapia já era usada antes da civilização ocidental, mas isso não significa que a ciência moderna possa encontrar uma teoria adequada para explicar seu efeito.

Apesar de todo o desenvolvimento da medicina ocidental, o pensamento racional acaba se esbarrando contra um muro de novos fenômenos que não podem ser explicados simplesmente pela lógica.

Nos dias atuais, algo que não pode ser provado não é considerado verdadeiro por muitas pessoas. Apesar das inúmeras teorias que vem sendo estudadas, em reflexoterapia tudo o que temos como prova é a experiência baseada em resultados. Todas as células do nosso corpo, assim como tudo o que nos rodeia, possui carga elétrica, que é uma forma de energia e é influenciada pelo nosso modo de vida.

Quando o nível de energia é baixo, nosso sistema motor trabalha lentamente. Ao tratarmos as diversas partes do corpo, é possível influenciar essas formas de energia. O aspecto especial dos nossos pés é que eles são aterrados, o que ajuda a reduzir a "interferência" em nosso organismo.

Nossos pés fazem parte de um vocabulário especial dentro do universo da linguagem corporal, refletindo claramente o que o corpo tem a nos dizer. A reflexologia é uma forma de terapia absolutamente segura, que tem como objetivo normalizar as funções do corpo, diminuir a tensão, aliviar o estresse, melhorar o funcionamento dos nervos e o fluxo sanguíneo por todo o corpo.

A reflexologia visa ainda corrigir os 3 fatores negativos presentes no processo da doença:

- **Congestão**: responsável pelo aparecimento de tumores e abscessos.
- **Inflamação**: apresenta-se como colite, bronquite, sinusite entre outras.

- **Tensão**: responsável pela diminuição da eficiência do sistema imunológico.

Reflexo é a contração muscular involuntária decorrente de um estímulo externo produzida por um órgão central como a medula espinhal. A reflexoterapia é a reflexão de todo o organismo, cabeça, pescoço e tronco, numa pequena tela nos pés e nas mãos.

Sabemos que uma energia vital circula de maneira rítmica e equilibrada entre todos os órgãos do corpo e permeia toda célula e tecidos vivos. Se essa energia for bloqueada, o órgão relacionado ao bloqueio passará a sofrer algum mal-estar, podendo ou não se manifestar claramente.

Do mesmo modo as doenças vinculadas com as bactérias e vírus podem perturbar o equilíbrio energético do corpo de forma mais intensa, já que para ter ocorrido qualquer acometimento por essa via, significa que o equilíbrio energético já foi anteriormente comprometido.

Princípio da Zonoterapia

O sistema humano, que funciona de acordo com a lei da polaridade, tem dois pontos principais. Um deles se situa no topo da cabeça e o outro nos pés. Entre esses dois polos circulam dez correntes energéticas distintas, cinco em cada metade do corpo, entre a cabeça e os dedos dos pés e das mãos.

Essas correntes fluem em linhas perpendiculares denominadas zonas, no interior das quais estão todos os órgãos e músculos do corpo.

Se houver um bloqueio de energia em alguma zona, o paciente terá dor quando essa área em particular estiver sendo tratada nos pés. Esses bloqueios de energia nas zonas podem decorrer de muitas causas. Tensão, dieta desequilibrada, um estilo de vida incorreto, pendências emocionais entre outras.

O mais importante em qualquer processo terapêutico é identificarmos a causa, que pode estar guardada no fundo do nosso subconsciente, por ser demasiado doloroso ter que encará-la. Outras vezes se conhece a causa, mas não se quer discutir sobre ela, por não estarmos prontos para resolvê-la.

Mudar o padrão mental ou permanecer como está é opção pessoal. Todos têm o direito de escolher. Quando não se encontra a causa, o paciente voltará a bloquear a energia que foi desbloqueada. Ao contrário da medicina convencional, onde é dada uma prescrição e está passa a ter a responsabilidade do bom êxito do tratamento, na medicina alternativa espera-se que o paciente assuma esta responsabilidade e trabalhe com o terapeuta no sentido de encontrarem o caminho para a cura.

Ao observarmos as ilustrações, podemos perceber como são revelados os lados direito e esquerdo do corpo em sincronismo com as dez zonas.

Temos ainda 3 linhas imaginárias dividindo os pés em quatro quadrantes correspondendo a cabeça e pescoço; peito e abdômen; estomago e pélvis; membros inferiores e mãos.

Segundo Eunice Ingham, quando encontramos uma área no pé, cujos terminais nervosos mostram-se muito sensíveis, é porque existe uma formação parecida com a de cristais, que interfere na circulação sanguínea do órgão correspondente àquela área reflexa, impedindo-o de funcionar normalmente.

Com o estímulo dessa área, criamos a possibilidade de o refugo ser levado embora e a circulação ser restaurada e normalizada na parte ou partes afetadas.

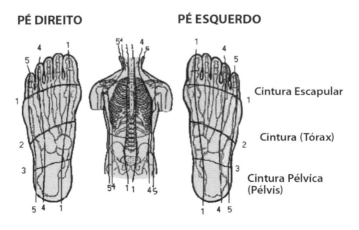

Imagem das zonas no corpo e nos pés

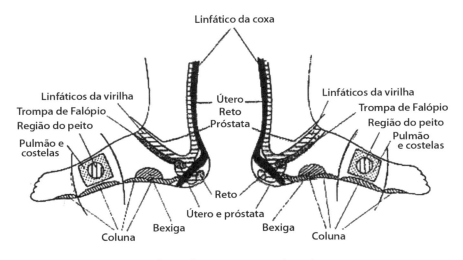

Reflexos da parte interior dos pés

É importante a manutenção do equilíbrio químico normal de nossa corrente sanguínea, a fim de livrarmos os delicados terminais nervosos dos depósitos cristalinos.

Quando tratamos os pés, alguns fatores merecem atenção especial antes de iniciarmos o tratamento.

- **Inspeção:** pessoas com o arco dos pés altos, podem sofrer de lordose. Pele dura, calosidades ou pele mais grossa que o normal, indica situação de desequilíbrio e impede o fluxo circulatório, exercendo uma pressão sobre um terminal nervoso, podendo resultar em prejuízo para o órgão que depende desta fonte circulatória (sanguínea) para sua energia nervosa.
- **Coloração:** área muito vermelha significa muita circulação. Branca, pouca circulação. Púrpura, congestão. Flocos secos, falta ou interrupção no fluxo energético. Manchas ou pigmentações, mesmo sendo de nascimento, indica que o ponto reflexo correspondente se constitui num ponto fraco da sua constituição. Edemas nos tornozelos, próximos ao tendão calcâneo ou no dorso do pé, pode ser sobrecarga cardíaca com envolvimento dos rins, glândulas de secreção interna e linfática.

- **Palpação:** a temperatura dos pés deve ser observada sempre. Pé muito quente pode indicar condição febril. Pé pegajoso por transpiração, frio e úmido, retendo matéria residual, necessidade de uma desintoxicação geral (faxina corpórea). Pés muito tensos deve-se observar a área em questão e investigar junto ao paciente possíveis dados que mostrem a desarmonia.
- **Olfação:** o cheiro dos pés, embora cause sempre desagrado, também nos revela as condições internas. Pés com cheiro de queijo, grande quantidade de toxinas (matéria residual). Pés com cheiro de acetona, desarmonia com envolvimento do sistema urinário.
- **Dor:** a intensidade da dor é diretamente proporcional à quantidade e ao tamanho dos cristais acumulados e ao tempo que levaram para se acumular. Com a pressão exercida nas áreas, pressionamos os cristais contra o tecido conjuntivo e muscular. A irritação ocorrida desse processo pode provocar reações perceptíveis ou não, variando de pessoa para pessoa, com os mesmos sintomas principais.
- **Tratamento:** é possível fazer um tratamento puramente sintomático, embora os resultados não sejam tão satisfatórios, pois os sintomas podem voltar a se manifestar em poucas horas ou em poucas semanas É sempre importante examinarmos os pés inteiros, zona por zona, área por área, para completarmos um diagnóstico. Devemos sempre considerar que estimulando a circulação, a vitalidade dos tecidos vai aumentando e ele mesmo terá vigor para sobrepujar e eliminar os venenos do sistema. O fato de preservarmos nossos pés dentro dos sapatos, muitas vezes apertados ou desconfortáveis, impedem uma série de movimentos e estímulos. Cada diminuta estrutura do corpo, e também dos pés, deve ser constantemente suprida de sangue renovado, oxigenado, purificado. Se permitirmos que se forme uma condição de excesso de ácido na corrente sanguínea, aumentaremos os depósitos de cálcio. Esses cristais de cálcio assemelham-se a partículas de geada quando observadas ao microscópio, e se formam nos terminais nervosos impedindo a circulação normal. À medida que esses cristais são dissolvidos pelo processo da massagem, o sangue os leva embora gradualmente a cada grande circulação (circuito dos pés para o coração) que ocorre aproximadamente 3 vezes por minuto.

Constituição óssea dos pés

O pé constitui-se de ossos irregulares articulados entre si. Formado por 26 ossos, que se subdividem em três grupos: falanges, metatarso e tarso.

- **Tarso:** o tarso é a parte posterior e superior do pé, constituída por sete ossos tarsais, que são dispostos em dois grupos: tarso proximal, formado pelo tálus e pelo calcâneo, e tarso distal, formado por cinco diferentes ossos: navicular, cuboide, cuneiforme medial, cuneiforme intermédio (médio) e cuneiforme lateral.
- **Metatarso:** articula-se com as falanges dos dedos. É a região mediana do pé, composta por cinco ossos. Seu formato ligeiramente arqueado, contribui para a forma de arco da parte inferior do pé.
- **Falanges:** compreendendo as extremidades finais dos ossos dos pés, as falanges se subdividem em três grupos: falange distal, falange média e falange proximal. Praticamente todos os dedos dos pés possuem as três falanges. A única exceção é o hálux (dedo grande do pé), que possui apenas duas: a proximal e a distal.
- **Tálus:** o tálus é o segundo maior osso do pé. É ele que ajuda a ligar, através das juntas do tornozelo, o pé à perna. É um osso que se articula com a tíbia. A cabeça do tálus articula-se com o osso navicular e é unida ao corpo do tálus por uma porção estreitada. Entre a cabeça do tálus e o calcâneo (porção anterior), apresenta-se um canal, o seio do tarso.
- **Navicular:** semelhante a um pequeno barco, devido à sua concavidade proximal da superfície articular, está localizado no lado medial do pé e se articula proximalmente com o tálus, distalmente com os três ossos cuneiformes e ocasionalmente com o osso cuboide. O osso navicular é de grande importância para movimentar o pé para fora e para dentro, realizando rotação.
- **Ossos cuneiformes:** em formato de cunha, os ossos cuneiformes Medial, Intermédio e Lateral localizam-se entre o osso navicular e os ossos do metatarso. Fazem articulação com o navicular proximalmente e com as bases do primeiro ao terceiro metatarsais distalmente. O cuneiforme Medial é o maior, o Intermédio, o menor. As

superfícies dorsais dos cuneiformes Intermédio e Lateral formam a base da cunha, que é invertida no cuneiforme Medial, o principal fator no formato do arco transverso.

- **Cuboide**: osso mais lateral na fileira tarsal distal, localiza-se entre o calcâneo proximalmente e os quarto e quinto metatarsais distalmente.
- **Calcâneo:** osso curto, de comprimento, largura e espessura mais ou menos homogêneos, que forma o calcanhar. Sua forma é similar à de um cubo e está localizado no tarso, pertencendo ao esqueleto apendicular. Articula-se com o cuboide.

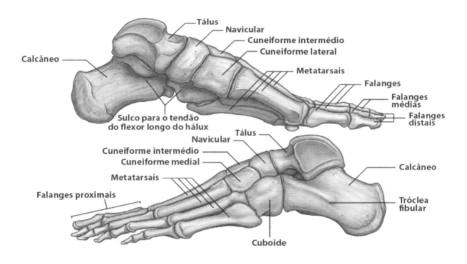

Constituição óssea dos pés

Articulações do pé

Os ossos do pé articulam-se entre si, por meio das articulações sinoviais do tipo gínglimo, que permitem os movimentos de flexão e extensão, e também ao tornozelo, que liga o pé à perna, promovendo uma interação entre tornozelo-pé-pernas. Esse conjunto de articulações pode ser classificado em 4 grupos: intertarsal, tarsometatársica, metatarsofalangeana e interfalangeana.

- **Intertarsais:** relacionadas com a manutenção dos arcos do pé. Estão entre os ossos do tarso.
- **Tarsometatársicas:** são as articulações entre os ossos do tarso e os ossos do metatarso.
- **Metatarsofalangeanas:** são as articulações entre as cabeças dos ossos do metatarso e as bases correspondentes das falanges proximais do pé.
- **Interfalangeanas:** estão entre as falanges do pé. O hálux tem apenas uma articulação interfalangeana, enquanto os outros quatro dedos têm uma articulação interfalangeana proximal e uma articulação interfalangeana distal.

Músculos

No dorso e na planta dos pés encontram-se os músculos intrínsecos. Nos dedos, os músculos extensores curtos. Os demais músculos são os intrínsecos plantares e estão dispostos em quatro camadas.

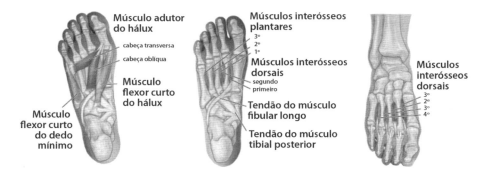

- **Músculos interósseos:** tem a função de fletir as articulações. Podem também aduzir e abduzir (ações que são irrelevantes). O mais importante é o fato de que, devido à inserção dos interósseos em metatarsos adjacentes, eles mantêm juntos os ossos, reforçando o arco metatársico.
- **Aponeurose plantar:** a fáscia muscular se torna espessada e resistente na planta do pé. Ela se estende do calcâneo até o hálux para servir de suporte ligamentar do eixo longitudinal do pé.

- **Movimentos do pé:** os principais movimentos do pé são a dorsiflexão, flexão plantar, a inversão e a eversão. Entretanto, também é possível realizar outros movimentos adicionais. O que realmente importa é saber que nenhum movimento do pé acontece em forma pura, isto é, cada movimento é sempre uma combinação.
- **Postura:** o sistema osteoligamentar do corpo humano, auxiliado por contrações e relaxamentos de músculos. Coordenado pelo sistema nervoso, mantém a postura ereta e é responsável pelo deslocamento do corpo no espaço. Na sustentação do peso do corpo, os diversos arcos do pé desempenham importante função, agindo como mola e distribuindo o peso para o calcanhar e as cabeças dos ossos metatársicos.

Tipos de deformidades dos pés

Nos casos em que o tendão calcanear é curto e associado com defeitos de articulações do tarso, pode causar incapacidades. Nos casos de anomalias ósseas, espasmos de músculos ou alterações artríticas.

- **Pé plano ou Pé chato:** nomenclatura que se refere a um simples abaixamento do arco longitudinal, o que pode não ser patológico e é bastante comum.
- **Pé cavo:** inverso ao pé plano, onde o arco longitudinal é excessivamente alto.
- **Pé torto:** *talípede*, termo usado para um pé que se mostra retorcido, deformado ou fora de posição. As possíveis causas congênitas do pé torto são a falta de crescimento muscular no acompanhamento do crescimento esquelético e o desequilíbrio no desenvolvimento de diferentes grupos musculares ou tendões.
- **Pé equino:** é o *talipes equinos*, quando o pé estiver fixado em posição de flexão plantar.
- **Pé calcâneo:** trata-se da *talipes calcaneus*, quando o pé estiver fixado em posição de dorsiflexão.
- **Pé varo:** *talipes varus*, quando o pé estiver fixado em inversão.

- **Pé valgo:** *talipes valgus*, quando o pé estiver em eversão.
- **Pé equinovaro:** *talipes equinovarus*, quando o paciente anda sobre a borda lateral da parte anterior do pé.

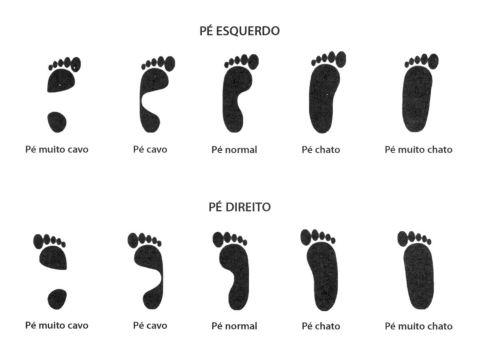

As entorses são frequentes em qualquer das articulações do pé e quase sempre envolvem pelo menos uma ruptura parcial de ligamentos (no tornozelo), podendo resultar em incapacidade grave. Já as fraturas podem ocorrer por traumas ou espontaneamente.

- **No tornozelo:** geralmente envolvem a extremidade inferior da tíbia e fíbula e são tipicamente produzidos por torção.
- **No tálus e no calcâneo:** é mais comumente produzida por uma queda de altura.
- **Nos ossos do tarso:** por uma queda que faça torcer o pé.
- **Nos metatarsos e nas falanges:** geralmente ocorrem por trauma direto.

Início do tratamento

Posicione sempre o paciente confortavelmente, de modo que ele possa relaxar, e limpe seus pés com lenços umedecidos, para refrescá-los e retirar impurezas. Seque com uma toalha e efetue a rotação dos pés a partir do tornozelo, iniciando pelo pé direito. Depois faça a rotação dos dedos, tendo o cuidado de proteger as juntas, puxando-os levemente a seguir. Rotacione o hálux para aliviar rigidez no pescoço, relaxando ainda mais o paciente, auxiliando o fluxo energético para a cabeça.

Não utilize nenhum tipo de creme ou óleo que diminua o contato com o ponto, impedindo-o de perceber os bloqueios. Movimentos simples ajudam a relaxar os pés e o paciente e a aumentar o fluxo de energia.

Técnicas básicas

Utilize basicamente os dedos polegar e indicador com fricção ou movimento de minhoca. A direção deve ser do calcanhar para a ponta. A parte dos dedos a ser usada é a polpa e não a ponta.

A pressão a ser utilizada é a suportável pelo paciente, devendo ser firme, mas não exagerada a ponto de causar desconforto ou dor intensa. Os movimentos devem ser lentos, firmes e profundos. Trabalhando com o pé direito, segure-o com a mão esquerda e use o polegar direito. Trabalhando com o pé esquerdo, segure-o com a mão direita e use o polegar esquerdo.

Quando precisar de estímulo extra, use as seguintes técnicas:

- **Gancho:** comprima o ponto com o polegar e, em seguida, dobre-o na forma de um gancho.
- **Movimentos rotatórios:** coloque a parte macia do polegar no ponto. Faça movimentos circulares no pé ou na mão com a parte macia da popa (digital) do polegar. Movimentos circulares no sentido horário estimula, anti-horário, causa sedação.

Use creme ou óleo somente depois de terminada a inspeção das áreas e do tratamento, para massagear (acariciar) os pés do paciente, a fim de novamente relaxá-lo e também para aumentar a circulação nessa área, o que prolonga os benefícios obtidos pela reflexologia.

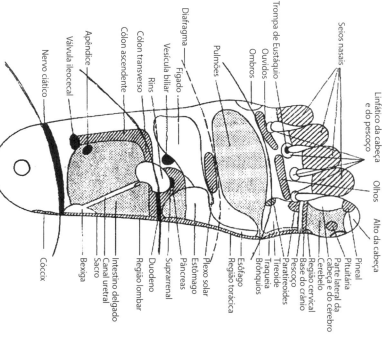

Áreas reflexas na planta dos pés – Pé direito

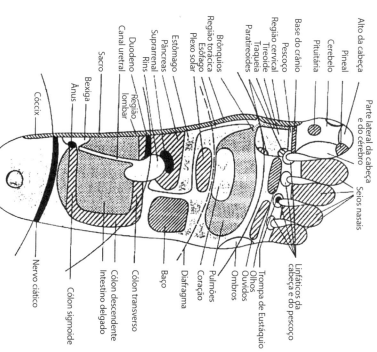

Áreas reflexas na planta dos pés – Pé esquerdo

Bibliografia

ALTMAN, Nathaniel: *A leitura das Mãos*. Lisboa, Edições 70, 1984.

____. *Manual de quiromancia*. São Paulo, Martins Fontes, 1984.

ALIX, "*Recherches sur la disposition des lignes papillaires de la main et du pied*". ann. Sci Nat., 5 séries, t8, pág. 395; t.9. pág 5, 1868.

ARISTÓTELES: *De las partes de las animals*. tII, lib. IV. *História de los animales*. lib, Cap. XII.

ANDERSON, Mary. *Quiromancia, o destino está em suas mãos*. São Paulo, Hemus, 1980.

AVICENA, Professor. *Quiromancia*. Rio de Janeiro, Pallas editora, 1989.

BROWN, Denise Wichello: *Reflexologia das Mãos*. Dina livro.

BRENNER, Elizabeth. *Seu destino está nas mãos*. Rio de Janeiro, Editora Record, 1980.

BUTLER, René. *Seu futuro nas linhas das mãos*. Rio de Janeiro, Editora Record, 1973.

____. *Quirologia prática*. Barcelona, Edicions Martínz Roca, S.A.,1975.

CHENXIS, Wang: *Las Lineas.de Lá Palmade La Mano*, China, Editorial Youyide Shandong, 1995.

CHEIRO: *O que dizem as mãos*, Editora Hemus, São Paulo, 1971.

DAVI, Dylan Warren: *The hand reveals*. USA: Elements Books, Inc., 1993.

DOURANDO, Inge e Ellis, Suzane. *Um guia passo a passo para a aplicação da Reflexologia*. São Paulo, Editora Cultrix, 1992.

DEAF, Boryl Hutchinson: *Su vida em Sus manos*: Madrid, Edicions Distribuiciones, 1967.

DESBAROLLES, Ad. *Os mistérios da mão*. Portugal, Edições 70.

EMOTO, Masaru. *As Mensagens da Água*. Editora Ísis, 2004.

FERRARI, Regina: *Quirologia, leitura das mãos, você pode apender*. Rio de Janeiro, Editora Hipocampo, 1991.

GRAZYNA, Fosar; BLUDORF, Franz. *Vernetzte Intelligenz.* Editora Ômega, 2009.

HALDANE, Ernesto Issberner. *Quirologia.* Barcelona, Editorial Kier S.A., 1992.

____. *Tratado de Quiropofia.* Buenos Aires, Editorial Kier. S.A, 1993.

HELLER, Dr. Krumm: *Tratado de Quirologia Médica (Huiracocha),* Buenos Aires, Editorial Kier, S.A, 1998.

HIPSKIND, Judith. *Quirologia; Una visión global,* Madrid, Editor Luís Carcamo,1984.

HUBERT, Rose. *As linhas das mãos.* 2. ed. Portugal: Presença.

NETO, Irmo Zuccato. *Analise da personalidade pelos pés,* Editora. Pontes, 2012.

LELOUP, Jean-Yves: *O corpo e seus símbolos,* Editora Summus, 1998.

KI-RO, Cheiro: *Como ler as mãos.* Rio de Janeiro, Ediouro, 1984.

KUNZ, Barbara; KUNZ, Kevin. *Reflexologia, como restabelecer o equilíbrio energético.* São Paulo, Editora Pensamento, 1984.

MANGOLDT, Ursola Von. *O futuro na palma da mão.* Ulisseia, 1974.

MOURA, Joana Kerne. *Quirologia* (Adaptação). Barcelona: Editorial Kier S.A.,1932.

PEYRON, Chirstiane. *O Fantástico Mundo da Quirologia.* Lisboa: Editora Pergaminho.Ltda.,1996.

RAY, Douglas. *As Linhas da Mãos e o Conhecimento de si próprio.* Editorial presença, Lisboa, 1997.

RODRIGEREZ, Francisco. *El Arte de interpretar La Mano.* Barcelona: Edicions Obelisco,1990.

REID, Lori. *The art of hand reading.* London: Editora Dorling, Kindersley, 1996.

____. *A Saúde em suas Mãos.* Distribuidora Record de Serviços de Imprensa AS. Rio de Janeiro, 1993.

SOMOGYI, Imre. A linguagem dos pés, Editora Mercúrio, 1998.

SORIANI, Eugenio. *La moderna Quirologia,* Buenos Aires, Editorial Kier. S.A, 1989.

*SAGRADA, Bíblia.*101 ed, São Paulo: Editora Ave Maria, 1996.

SAGNE, Cecília. *As Mãos,* São Paulo, Martins Fontes Editora Ltda, 1983.

WILL, Pauline. *Manual de Reflexologia e Cromoterapia.* São Paulo, Editora Pensamento,1993.